■担当編集委員
岩崎倫政
北海道大学大学院医学研究科
整形外科学教授

■編集委員
宗田　大
東京医科歯科大学大学院医歯学総合研究科
運動器外科学教授

中村　茂
帝京大学医学部附属溝口病院整形外科教授

岩崎倫政
北海道大学大学院医学研究科
整形外科学教授

西良浩一
徳島大学大学院医歯薬学研究部
運動機能外科学教授

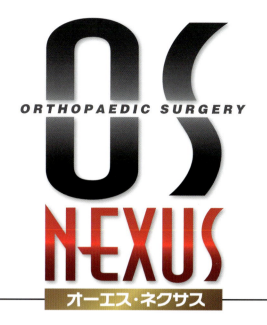

ORTHOPAEDIC SURGERY

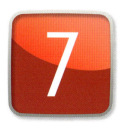

肩・肘の骨折・外傷の手術

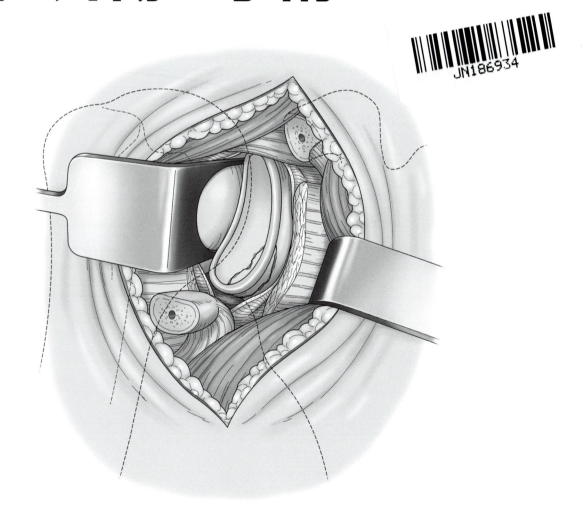

MEDICAL VIEW

本書では，厳密な指示・副作用・投薬スケジュール等について記載されていますが，これらは変更される可能性があります。本書で言及されている薬品については，製品に添付されている製造者による情報を十分にご参照ください。

OS NEXUS No.7
Surgical treatment strategy for fractures and complicated injuries of the shoulder and elbow
(ISBN 978-4-7583-1386-5 C3347)
Editor：NORIMASA IWASAKI

2016.8.10　1st ed

ⒸMEDICAL VIEW, 2016
Printed and Bound in Japan

Medical View Co., Ltd.
2-30 Ichigayahonmuracho, Shinjyukuku, Tokyo, 162-0845, Japan
E-mail　ed @ medicalview.co.jp

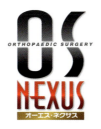

序　文

　このたび，『OS NEXUS』シリーズNo.7「肩・肘の骨折・外傷の手術」の企画・構成を担当させていただきました．肩および肘関節は，安定性に寄与する靱帯などの軟部組織を含め複雑な解剖学的構造を持ち，ヒトが有する高度な上肢機能の一端を担う重要な関節であります．したがって，肩および肘の障害に対しては，正確な診断に基づき機能障害を残さない的確な治療を行う必要があります．

　肩および肘関節障害を引き起こす主要な原因のひとつが，骨折を含む外傷です．本外傷の治療において重要なポイントは，安定性と可動性の獲得です．そのためには，骨折であれば可及的強固な固定と安定性に寄与する組織の修復を同時に行い，術後早期からの可動域訓練を行う必要があります．また，手術操作による軟部組織損傷と，それによる術後不安定性や瘢痕形成による拘縮などの障害を予防することも重要です．したがって，肩および肘の骨折・外傷に対する手術を行う際には，これらの関節の正しい局所解剖の理解と正確な手術操作を修得する必要があります．

　肩および肘の骨折・外傷は，小児から高齢者まで幅広い年齢層において生じ，日常診療で遭遇する機会の多いものです．近年，このような状況を反映し，本骨折・外傷に対する新たな治療法が数多く開発されてきました．本書では，肩および肘の骨折・外傷に対する手術法のなかから，若い世代の先生方にぜひとも修得してほしいものを選び，各エキスパートの先生方に理解しやすい内容で手術の適応と基本手技，後療法，ならびに特筆すべき"コツと注意点"につき執筆していただきました．読者の皆様には，必要に応じて本書を参考に手術計画を立て実際に手術に臨まれるのも良いですが，ぜひとも本書を通読していただき，肩および肘の骨折・外傷に関して系統的知識を深めてもらいたいと思います．

　最後になりますが，本書が読者の皆様に対し臨床現場での有益な指南書となることを願いつつ，ご執筆に関して多大な労をとっていただいた各先生に深甚なる謝意を申し上げます．

2016年7月

北海道大学大学院医学研究科整形外科学教授

岩崎倫政

肩・肘の骨折・外傷の手術

CONTENTS

I 肩・上腕

上腕骨近位端骨折に対するロッキングプレート固定	西井幸信	2
上腕骨近位端骨折に対する髄内釘固定	井上和也	12
上腕骨近位端骨折に対する人工骨頭置換術	大泉尚美ほか	26
肩鎖関節脱臼に対する最小侵襲手術	小西池泰三ほか	38
鎖骨遠位端骨折に対するプレート固定	森澤佳三	48
肩甲骨関節窩骨折に対する骨接合術	仲川喜之ほか	62
外傷性肩関節不安定症に対するBankart修復術およびお烏口突起移植術（Latarjet法）	船越忠直	80
陳旧性肩関節脱臼に対する手術療法	池上博泰	94
上腕骨骨幹部骨折	高畑智嗣	110

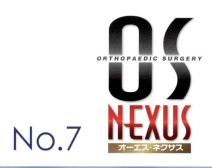

II 肘・前腕

橈骨・尺骨骨幹部骨折　AO法の原理に基づく内固定術	辻　英樹ほか	126
橈骨頭・頚部骨折　ORIF＆人工橈骨頭置換術	小林　誠	136
小児上腕骨顆上骨折	納村直希ほか	148
成人上腕骨遠位端関節内骨折	今谷潤也	162
新鮮Monteggia骨折	保坂正人ほか	174
肘関節脱臼骨折　Terrible triad injury	島田幸造ほか	182

執筆者一覧

■ 担当編集委員

岩崎　倫政　　北海道大学大学院医学研究科整形外科学教授

■ 執筆者（掲載順）

西井　幸信　　近森病院整形外科部長

井上　和也　　奈良県立医科大学整形外科学

大泉　尚美　　整形外科北新病院上肢人工関節・内視鏡センター副センター長

末永　直樹　　整形外科北新病院上肢人工関節・内視鏡センターセンター長

山根慎太郎　　整形外科北新東病院上肢人工関節・内視鏡センターセンター長

小西池泰三　　岡山赤十字病院整形外科部長

東原新七郎　　高梁中央病院整形外科部長

森澤　佳三　　副島整形外科病院院長

仲川　喜之　　宇陀市立病院院長・整形外科

水掫　貴満　　宇陀市立病院整形外科部長・奈良肩・肘センターセンター長

船越　忠直　　北海道大学病院整形外科講師

池上　博泰　　東邦大学医学部整形外科学教授

高畑　智嗣　　上都賀総合病院副院長・整形外科部長

辻　　英樹　　札幌徳洲会病院副院長・整形外科外傷センターセンター長

松井　裕帝　　札幌徳洲会病院整形外科外傷センター

小林　　誠　　帝京大学医学部整形外科学准教授

納村　直希　　金沢医療センター整形外科医長

池田　和夫　　金沢医療センター整形外科部長

今谷　潤也　　岡山済生会総合病院整形外科診療部長

保坂　正人　　松本市立病院整形外科科長

加藤　博之　　信州大学医学部運動機能学教室教授

島田　幸造　　JCHO大阪病院救急部/スポーツ医学科部長

轉法輪　光　　JCHO大阪病院整形外科

難波　二郎　　市立豊中病院整形外科

肘関節手術のすべて

肘のすべてがここにある！

編集 今谷 潤也　岡山済生会総合病院 整形外科診療部長

編集協力 秋田 恵一　東京医科歯科大学臨床解剖学教授
二村 昭元　東京医科歯科大学臨床解剖学講師

肘関節は3つの骨，内・外多数の筋肉・神経から複雑な構造をもち，骨折や神経障害，軟骨損傷などの疾患・外傷にも多くのパターンがある。本書では手術における解剖を重要視し，筋肉や神経の付着・走行などが術野で実際にどう見えるかを克明に記載した"Anatomical Key Shot"に基づき，肘関節の主な手術の診断・適応・アプローチ，そして手技を豊富なイラストとともに明示して解説。「外傷」「疾患」に加え「小児」「バイオメカニクス」の章を設け，肘の手術に必要な知識を包括的に記載し，肘関節の治療に携わる医師にとって必要な「すべて」を集約した1冊。

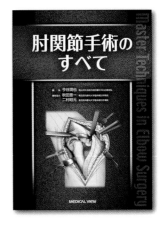

定価（本体18,000円＋税）
A4判・408頁・オールカラー
イラスト500点，写真350点
ISBN978-4-7583-1365-0

Anatomical Key Shot
解剖標本を用いた多数の鮮明な写真により，実際の術野では見えにくい部分がよくわかる！

目次

I. 肘関節外傷の治療
- 成人上腕骨遠位端骨折
- 肘頭骨折
- 鉤状突起骨折
- 橈骨頭・頚部骨折
  - OR＋IF
  - 人工橈骨頭
- Monteggia脱臼骨折
- Essex-Lopresti損傷
- 外傷性肘関節靱帯損傷
- 肘関節後外側回旋不安定症
- 肘関節手術に必要な皮弁形成

II. 肘関節疾患の治療
- 肘内側側副靱帯障害（スポーツ障害）
  - 建術の変遷と現時点のコンセンサス
  - スポーツ障害としての肘内側尺側側副靱帯損傷
- 離断性骨軟骨炎（上腕骨小頭）
  - 術式選択
  - 鏡視下および直視下穿孔・掻爬術
  - 吉津法
  - モザイクプラスティー
  - 肋軟骨移植
- 肘頭骨端離開・疲労骨折
- 上腕骨外側上顆炎（内側上顆炎）
  - 直視下法
  - テニス肘の鏡視下手術
- 人工肘関節（TEA）
  - TEA総論
  - Unlinked type人工肘関節
  - Linked type人工肘関節
- 肘関節部の末梢神経障害
  - 特発性前骨間神経麻痺，特発性後骨間神経麻痺
  - 橈骨神経管症候群
  - 肘部管症候群に対する血管柄温存尺骨神経皮下前方移動術
- 肘関節拘縮
  - 内・外側進入法
  - 津下法
  - 鏡視下法
- 内反肘・外反肘
- 滑膜切除術

III. 小児の肘外傷，障害・疾患
- 小児上腕骨顆上骨折
- 小児上腕骨内側上顆骨折
- 小児上腕骨外顆骨折
- 上腕骨外顆偽関節の手術療法
- 先天性橈尺骨癒合症

IV. バイオメカニクス
- 手術に必要な肘関節のバイオメカニクス

※ご注文，お問い合わせは最寄りの医書取扱店または直接弊社営業部まで。

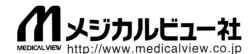
〒162-0845 東京都新宿区市谷本村町2番30号
TEL.03(5228)2050　FAX.03(5228)2059
E-mail（営業部）eigyo@medicalview.co.jp
http://www.medicalview.co.jp

スマートフォンで書籍の内容紹介や目次がご覧いただけます。

改訂第2版 肩関節のMRI 読影ポイントのすべて

最新MRI画像で肩関節がこんなにみえる！
整形外科医のみならず放射線科医も必携！

編集　佐志 隆士　八重洲クリニック
井樋 栄二　東北大学大学院医学系研究科医科学専攻外科病態学講座整形外科学分野教授
秋田 恵一　東京医科歯科大学大学院医歯学総合研究科臨床解剖学分野教授

佐志先生流の率直で，平易で，読みやすい本文はそのままに，新たに解剖学の情報を加え，画像量も大幅にアップした，より一層読者のニーズに応える改訂版。MRI画像を最新の鮮明画像に差替え，イラストは解剖学的視点を加味して一新し，情報を最新化した，臨床ですぐ使える肩関節MRI診断の教科書。

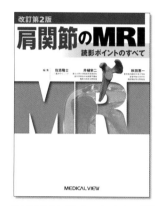

目次構成

MRI正常解剖図譜 斜位冠状断，斜位矢状断，軸位断

1. **基礎**
肩関節の解剖とMRI／肩関節の機能解剖と病態／肩関節の外来診察

2. **臨床**
疼痛肩—腱板断裂／疼痛肩—突き上げと擦れ（インピンジメント）／疼痛肩—石灰沈着性腱板炎／疼痛肩—上腕二頭筋長頭腱炎／疼痛肩—上腕二頭筋長頭腱断裂／疼痛肩—上腕二頭筋長頭腱亜脱臼，脱臼／疼痛肩—Hidden lesion（隠された病変）／疼痛肩—筋損傷／疼痛肩—上腕骨頭大結節不全骨折，骨挫傷／疼痛肩—腋窩嚢拘縮，腱板疎部拘縮／疼痛肩—腱板疎部炎，腱板疎部損傷／スポーツ障害肩／不安定肩／その他の肩関節疾患

3. **MRIの基礎知識**
MRIの基礎知識／撮像方法

読影の壺 疾患別にみる読影・臨床のポイント
肩関節の整形外科用語

定価（本体 8,500円＋税）
B5変型判・336頁・2色刷（一部カラー）
写真986点，イラスト155点
ISBN978-4-7583-1041-3

部位別のエコーの撮り方，見方，読み取り方が，手元画像＋3DCT＋エコー画像で一目でわかる！　先天性股関節脱臼，関節リウマチについても詳細解説

これから始める 運動器・関節エコー 必ず描出するためのコツとテクニック

役立つ画像を描出するポイント教えます！

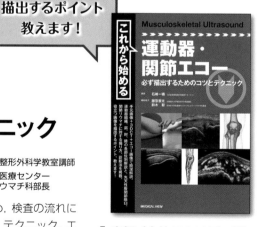

編集　石崎 一穂　三井記念病院 臨床検査部マネージャー
編集協力　藤原 憲太　大阪医科大学整形外科学教室講師
鈴木 毅　日本赤十字社医療センター アレルギーリウマチ科部長

運動器・関節に対してエコーを使いこなすために必要な基礎知識・技術をまとめ，検査の流れに即して，運動器組織・肩・肘・膝の部位別に，1人で撮像するための方法，コツ，テクニック，エコーの見方・読み取り方を丁寧に解説。若手整形外科医，臨床検査技師の初学者にもわかりやすい紙面構成で，目的に応じた，診断に役立つ画像を描出するポイントを簡潔に解説。関節リウマチや先天性股関節脱臼に対する撮り方，診断法も詳細に解説している。

定価（本体5,800円＋税）
A4判・260頁・オールカラー
写真1,000点，イラスト80点
ISBN978-4-7583-1367-4

目次

●運動器・関節エコー関連略語集

I 運動器・関節エコーの基礎の基礎 まずは基礎知識を押さえよう
1 運動器領域における超音波の有用性
2 運動器領域エコーの種類と適応疾患
3 超音波検査に必要な基礎知識
4 超音波検査に必要な基本手技
5 その他必要な超音波検査の予備知識
6 エコーで観察できる運動器構成体のエコー像
7 運動器構成体とエコー像

II 部位別運動器・関節エコー実践教習
1 運動器組織①筋肉
1 運動器組織②神経
2 肩関節
3 肘関節
4 股関節（小児）
5 膝関節
6 足関節
7 関節リウマチ（手首・手指）

メジカルビュー社
http://www.medicalview.co.jp

〒162-0845 東京都新宿区市谷本村町2番30号
TEL.03(5228)2050　FAX.03(5228)2059
E-mail（営業部）eigyo@medicalview.co.jp

※ご注文，お問い合わせは最寄りの医書取扱店または直接弊社営業部まで。

スマートフォンで書籍の内容紹介や目次がご覧いただけます。

電子版の閲覧方法

メジカルビュー社 eBook Library

本書の電子版をiOS端末，Android端末，Windows PC（動作環境をご確認下さい）でご覧いただけます。下記の手順でダウンロードしてご利用下さい。

ご不明な点は，各画面のヘルプをご参照下さい。

※電子版は，本書をご購入いただいたご本人の方に限りご利用いただけます。

1 会員登録（すでにご登録済みの場合は2にお進みください）

まず最初に，メジカルビュー社ホームページの会員登録が必要です（ホームページの会員登録とeBook Libraryの会員登録は共通です）。PCまたはタブレットから以下のURLのページにアクセスいただき，「新規会員登録フォーム」からメールアドレス，パスワードのほか，必要事項をご登録ください。

https://www.medicalview.co.jp/ebook/

▶右記のQRコードからも進めます

2 コンテンツ登録

会員登録がお済みになったら「コンテンツ登録」にお進みください。
https://www.medicalview.co.jp/ebook/のページで，**1**会員登録したメールアドレスとパスワードでログインしていただき，下記のシリアルナンバーを使ってご登録いただくと，お客様の会員情報にコンテンツの情報が追加されます。

本書電子版のシリアルナンバー
コイン等で削って下さい

※このシリアルナンバーは一度のみ登録可能で，再発行はできませんので大切に保管してください。また，第三者に使用されることの無いようにご注意ください。

3 ビューアーアプリのインストール

お客様のご利用端末に対応したビューアーをインストールしてください。

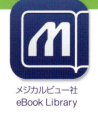
メジカルビュー社
eBook Library

⬇ **iOS版**『メジカルビュー社 eBook Library』ビューアーアプリ（無料）
App Storeで「メジカルビュー社」で検索してください。

⬇ **Android OS版**『メジカルビュー社 eBook Library』ビューアーアプリ（無料）
Google Play で「メジカルビュー社」で検索してください。
※Kindle Fire には対応しておりません。恐れ入りますが他の端末をご利用ください。

⬇ **Windows PC版**『メジカルビュー社 eBook Library』ビューアー（無料）
http://www.medicalview.co.jp/ebook/windows/のページから
インストーラーをダウンロードしてインストールしてください。

4　コンテンツの端末へのダウンロード

❶ 端末のビュアーアプリを起動してください。

❷ 書棚画面上部メニュー右側の ⚙ アイコンを押すと，ユーザー情報設定画面が表示されます。
（Android版, Windows版 は表示されるメニューから「ユーザー情報設定」を選択）

ユーザー情報
- メールアドレス
- パスワード

設定

※画面やアイコンは変更となる場合がございます。

ここでは，**1** の手順で会員登録したメールアドレスとパスワードを入力して「設定」を押してください。
この手順により端末にコンテンツのダウンロードが可能になります。会員登録と違うメールアドレス，パスワードを設定するとコンテンツのダウンロードができませんのでご注意下さい。

❸ 書棚画面上部メニューの ➕ アイコンを押すとダウンロード可能なコンテンツが表示されますので，選択してダウンロードしてください。
ダウンロードしたコンテンツが書棚に並び閲覧可能な状態になります。選択して起動してください。

※PCとタブレットなど2台までの端末にコンテンツをダウンロードできます。

5　コンテンツの端末からの削除

端末の容量の問題等でコンテンツを削除したい場合は下記の手順で行ってください。

❶ 書棚画面上部メニューの ➖ アイコンを押すと，端末内のコンテンツが一覧表示されます。コンテンツ左側の削除ボタンを押すことで削除できます。

※コンテンツは **4** の **❸** の手順で再ダウンロード可能です。
※端末の変更等でご使用にならなくなる場合，コンテンツを端末から削除してください。コンテンツをダウンロードした端末が
　2台あり，削除しないで端末を変更した場合は新たな端末でコンテンツのダウンロードができませんのでご注意下さい。

ビュアーの動作環境
※2016年3月25日時点の動作環境です。バージョンアップ等で変更となる場合がございますので当社ウェブサイトでご確認ください。

iOS
iPad2以降（iPhone 4S以降, iPod touch 5th以降も対応しますが，誌面と同じレイアウトのPDFです）。
iOS 8.0以降　※Macintosh PCには対応していません。

Android
RAM1GB以上搭載のタブレット端末（スマートフォンにも対応しますが，誌面と同じレイアウトのPDFですので推奨いたしません）。
Android OS 4.0以降
※Kindle Fire には対応しておりません。恐れ入りますが他の端末をご利用ください。

Windows PC
Windows 7/Windows 8.1/Windows 10を搭載のPC

I 肩・上腕

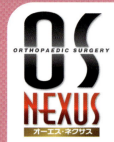

I. 肩・上腕

上腕骨近位端骨折に対するロッキングプレート固定

近森病院整形外科　西井　幸信

Introduction

術前情報

上腕骨近位端骨折は近年増加傾向にある骨折の1つであり，転位した骨折においては手術による整復と内固定が必要となる。しかし，肩甲上腕関節は骨性のみならず，腱板を中心とした軟部組織が肩関節の安定性に重要であり，骨折の整復においては骨頭のみならず，腱板が付着する大・小結節骨片の整復が重要である。

上腕骨近位端骨折に対する観血的整復術を行う場合のアプローチは，原則としてdeltopectoral approachであるが，できることなら軟部組織への侵襲が少ないアプローチが望ましい。著者らは閉鎖的に骨折部の整復が可能なものに対してはdeltoid splitting approachを用いてプレートを大結節先端部付近から骨幹部に向けて滑り込ませる術式，すなわちMIPO（minimally invasive plate osteosynthesis）法を行い，大・小結節骨片の転位が強く，MIPO法で整復困難が予想される場合にはdeltopectoral approachを用いて手術を行っている。

Deltoid splitting approachによるMIPO法では，皮切の大きさも含めて軟部組織への侵襲を軽減することが可能であるが，常に腋窩神経損傷に注意する必要がある。

●適応と禁忌

AO分類11-A，11-B，および11-C1 図1 で転位が比較的小さく，閉鎖的に整復可能なものに対してはdeltoid splitting approachでのMIPO法を行っている。棘上・棘下筋腱付着部の処理も，近位を少し広げることで比較的容易に行うことができる。しかし，骨幹部を前方外側から内側に横走する腋窩神経の手前までしか展開することはできず，また腋窩神経の直下にプレートを挿入するため，常に腋窩神経損傷に注意する必要があり，限られた展開で整復操作が困難であると予想される11-C2，11-C3など，近位骨片の転位が著しい場合にはdeltopectoral approachを用いている。

●麻酔

手術は全身麻酔で行う。術後の疼痛緩和のために超音波ガイド下での前斜角筋ブロックを併用することもある。

●手術体位

手術体位は肩を外転させた仰臥位で行い，2方向透視ができるように2台の透視台を頭側からセットする 図2 。特にdeltoid splitting approachにおいては，2方向透視が同時にできることは有用である。

手術進行

MIPO法
1. 皮切および展開
2. 整復
3. プレートの挿入・仮固定
4. プレートのスクリュー固定

Deltopectoral approach
1. 皮切および展開
2. 整復
3. 仮固定
4. プレート固定

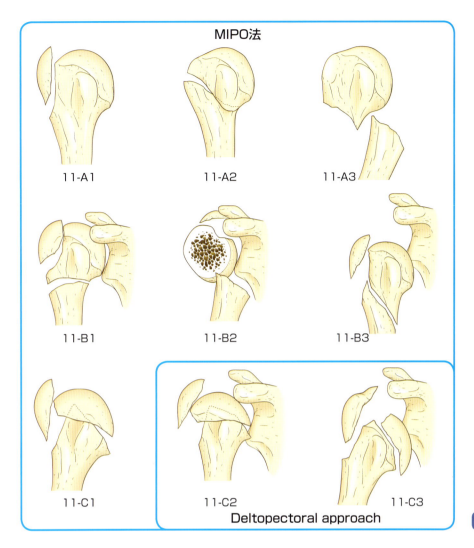

図1 AO分類

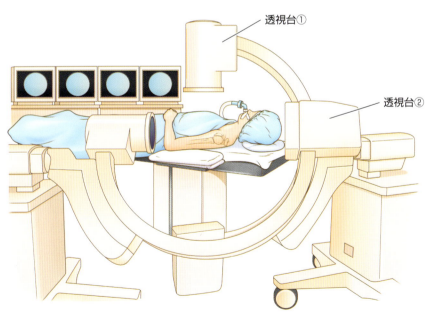

図2 手術体位と透視台のセッティング

Fast Check

❶ 骨折型に応じたアプローチを選択できる。
❷ 内側の骨性安定性を得られるような整復を行う。大・小結節骨片の整復と固定を行う。
❸ MIPO法では腋窩神経を損傷しないように注意する。

手術手技

MIPO法

1 皮切および展開

皮切の位置は肩峰の前縁に沿った外側の延長線上で，肩峰の外側縁から4〜5cm長の皮切を行う 図3 。Deltoid raphe（三角筋縫線）の部分を分けて滑液包を切開して大結節部に至る。MIPOツールの剝離子あるいはエレバトリウムを用いて，上腕骨に沿わせてプレート挿入のためのスペースを作製する 図4 。

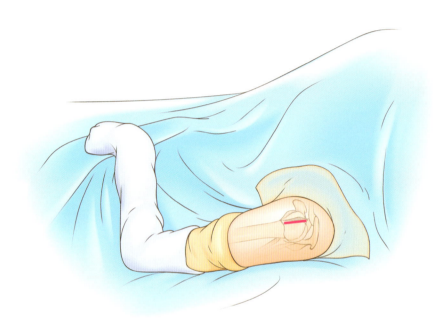

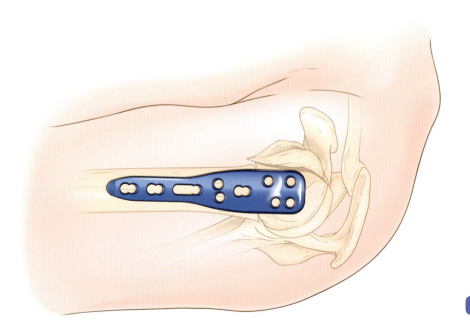

図3 皮切

> **コツ&注意　NEXUS view**
> スペースを作製する際に，腋窩神経の走行を指で触知して確認する。

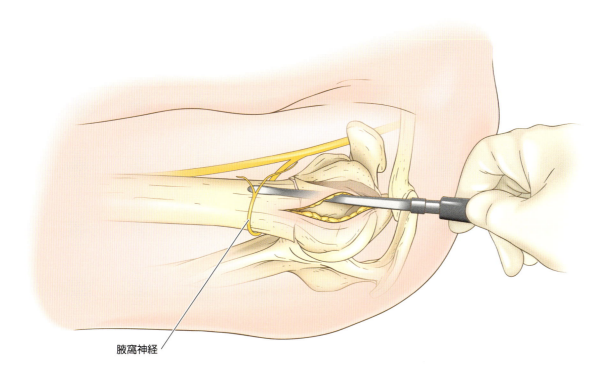

腋窩神経

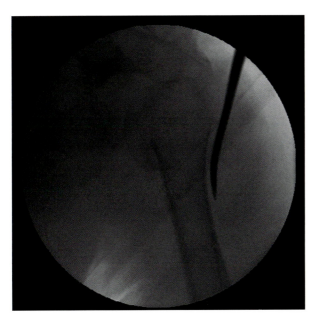

図4　エレバトリウムを上腕骨に沿わせて挿入

2 整復

転位した近位骨片に対してKirschner鋼線（K-wire）を刺入し，joy stick techniqueで骨頭骨片をコントロールして整復を行うが 図5，大・小結節部に骨折がある場合は，腱板にHi-Fi®suture（CONMED社）などの糸を数本かけて，それを引っ張って整復を行う。整復位の確認は2方向の透視で行う。

> **コツ&注意 NEXUS view**
> 整復では骨頭骨片の後屈転位が残存しやすく，助手は肘から遠位を挙上させて骨頭の後捻を考慮した肢位を保持して，透視の側面像で整復位を確認する。

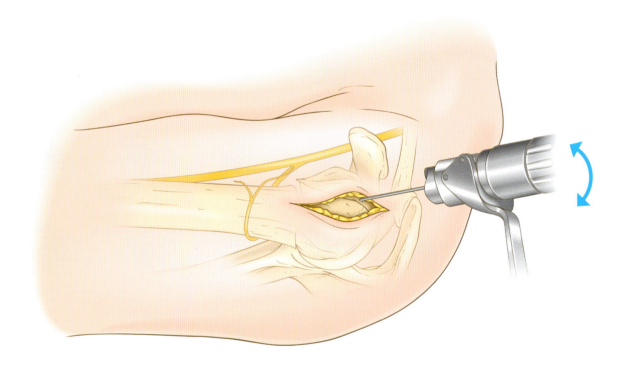

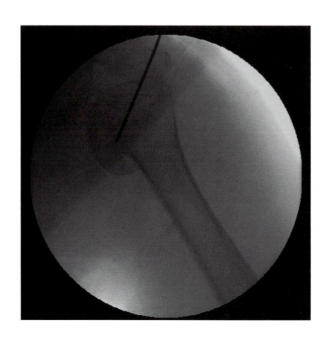

図5 K-wireを刺入してjoy stick techniqueで整復

骨頭の転位している方向にK-wireを挿入して整復する。

3 プレートの挿入・仮固定

　使用するプレートはPHILOS（SYNTHES社）であるが，現在は3穴，5穴の2種類しかないため，1穴ずつカットすることで，2穴，4穴のプレートも準備している 図6。

　近位にはMIPO用に加工したguiding block 図7 を装着して挿入する．その際に，指先で腋窩神経を確認しておき，プレート挿入によって腋窩神経を損傷しないように注意する．プレートの近位端は大結節の先端から5mm程度の位置で，上腕骨軸がほぼ平行になるようにプレートを設置する．プレートの近位に3連スリーブを挿入してガイドピンを少なくとも2本以上刺入する 図8。

　続いてプレートの遠位に専用のスリーブ 図9 を使用してK-wireあるいはconventional screwで仮固定を行う．

> **コツ&注意　NEXUS view**
> 腱板にかけた糸をプレートの小孔にあらかじめ通しておいてからプレートを挿入する．

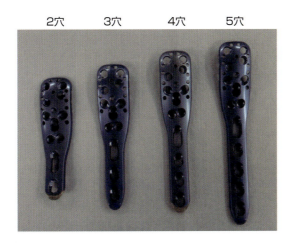

図6　使用するプレート　[PHILOS（SYNTHES社）]

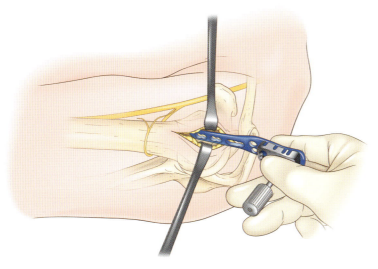

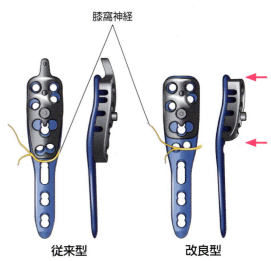

図7　MIPO用に加工したguiding blockを装着してプレートを挿入

Guiding blockの遠位をカットして，腋窩神経に干渉しないようになっている．

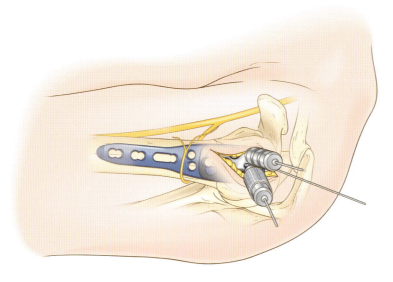
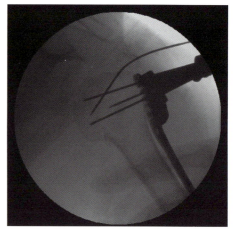

図8 プレートの仮固定（近位）

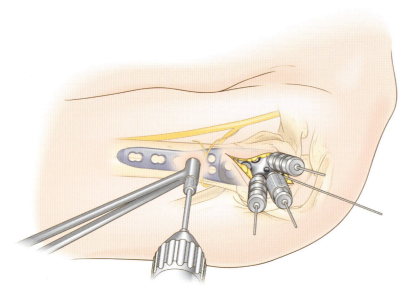
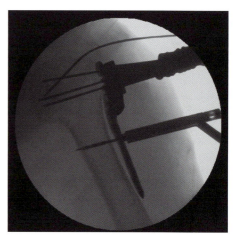

図9 プレートの仮固定（遠位）

4 プレートのスクリュー固定

　仮固定した後の整復位を透視で確認した後，近位および遠位をロッキングスクリュー固定する。腋窩神経がプレートの上を通過する部分にはスクリュー挿入はしない。Guiding blockをはずして腱板にかけた糸をプレートの小孔に縫着する。最終的に透視下に肩の屈曲・外転で肩峰下インピンジメントがないことを確認する。この方法は骨折部もプレートの設置状況も直視できないため，X線透視装置が必須であり，正確なプレート設置・スクリュー挿入のためには2方向透視が望ましい。

Deltopectoral approach

1 皮切および展開

前方アプローチで橈側皮静脈を目印に，三角筋と大胸筋を同定する．橈側皮静脈は三角筋側に分枝が多く，三角筋側に付けて離す．肩峰下滑液包を切開して上腕二頭筋長頭腱を目印に，結節間溝および小結節骨片を確認，さらに肩を外転させて腱板，骨折部を目印にして後方に転位した大結節骨片を確認する．

2 整復

転位した大・小結節骨片は粉砕していることも多く，腱板の走行を合わせて後方，後上方，上方，前方に数本ずつ糸をかけ，転位した骨片を引き出して整復できるようにする 図10 ．転位した骨頭骨片に対しては，内側での連続性が破綻しないように注意して整復を行う．AO分類11-Cでは，術前CTでのbone stockの評価が重要であるが，整復後に生じる骨欠損に対しては β-TCPのブロックを三角に切って挿入し 図11 ，ブロックに骨頭骨片，腱板に糸をかけた大・小結節骨片を貼り合わせるようにして整復する．

> **コツ&注意 NEXUS view**
> 外反嵌入している場合はエレバトリウムや小さな筋鉤で骨頭骨片を持ち上げて整復する．

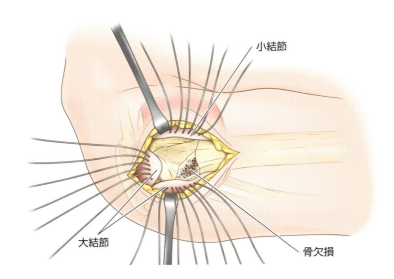

図10 大・小結節骨片は腱板の走行に合わせて糸をかける

糸は前方，上方，後方にそれぞれ3本程度かける．

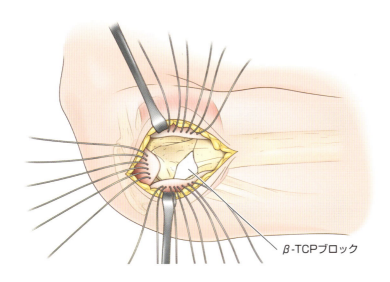

図11 骨欠損部にβ-TCPブロックを三角に加工して挿入

3 仮固定

　前方と後方の腱板にかけた糸を縫合して仮固定を行い，透視で整復位を確認して結紮した糸の上にプレートを設置する。残りの糸はプレートの小孔に通しておく。プレート近位はguiding blockに3連スリーブを挿入してガイドピンで仮固定を行い，遠位はロッキングスリーブ越しにガイドピンを刺入するか，conventional screwで仮固定を行う 図12 。プレートの近位端は大結節の先端から5mm程度，側面像で骨頭骨片の後屈転位が残存していないことを確認し，プレートと上腕骨軸がほぼ平行になるようにプレートの前縁は結節間溝から数mm後方になる位置に設置する。

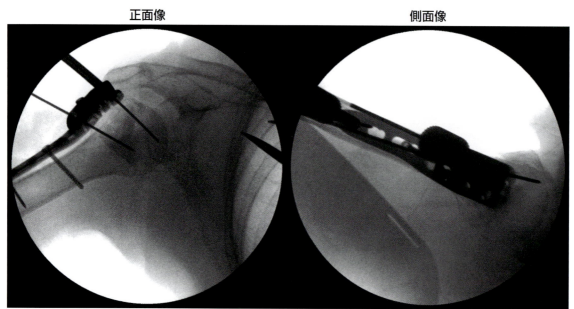

図12　β-TCPブロックを芯にして骨片を整復してプレートを仮固定

4 プレート固定

　仮固定での整復位を透視下に確認し，近位および遠位をロッキングスクリュー固定する。小孔に通した腱板にかけた糸を結紮して固定する。

■ 後療法

　Deltopectoral approachからの観血的整復固定術（open reduction and internal fixation；ORIF）であってもdeltoid splitting approachからのMIPOであっても後療法に関しては同じである。安定した内固定が行えているという前提で，術翌日からpendulum exerciseを疼痛の許す範囲で開始，active & passive ROM訓練を行う。しかし，大・小結節骨片の転位が著明である場合は装具を装着して，腱板断裂術後の後療法に準じてpassive ROM訓練から開始している。筋力強化や骨折部により大きい負荷をかけていくのは術後6週以後で，ある程度骨癒合が確認されてからである。術後12週以後，骨癒合が完成したことが確認されれば，可動域を拡大するとともに，患肢での体幹支持を許可するなど，どんどん負荷を大きくしていく。

症例提示 図13

73歳，女性。

現病歴：屋外で転倒して受傷。近医から紹介受診となった。X線およびCT検査で右上腕骨近位端骨折AO分類11-C2と診断，全身麻酔下にdeltopectotral approachで手術を施行した。骨欠損部にはβ-TCPブロックを挿入し，腱板には12本の糸をかけて整復を行った。

後療法：術後は肩関節が下垂位で内旋拘縮しないように，軽度外旋位で固定できるようにSlingShot® 3（BREG社）を装着した。術後1週からpassive ROM訓練を開始，術後6週からactive ROM訓練を行い，術後9週で装具を完全除去した。術後6カ月で骨癒合しており，骨頭の変形・圧潰は認めていない。疼痛なく，肩関節可動域は屈曲140°，外転130°，外旋30°，内旋L4，JOA score 81点。

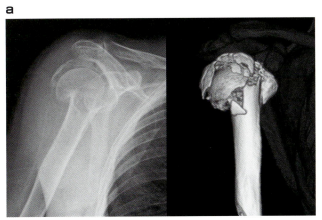

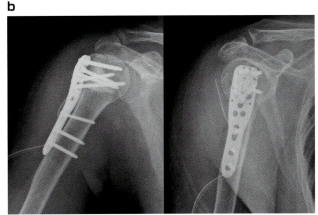

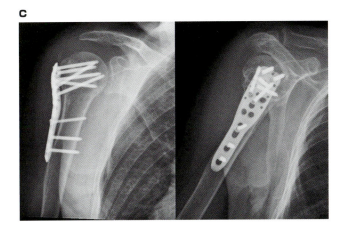

図13 症例提示

73歳，女性。AO分類11-C2。
a：受傷時X線・CT像
b：術後X線像
c：術後6カ月X線像

文献

1) Ruedi TP, et al, editors. AO Principle of Fracture Manegement. Second expanded edition Vol 1. Dubendorf：AO Publishing；2007. p325-35.
2) 萩野 浩. 上腕骨近位端骨折の疫学. 上腕骨近位端骨折 適切な治療法の選択のために. 玉井和哉編. 東京：金原出版；2010. p2-7.
3) 衣笠清人. 上腕骨近位端骨折に対するPHILOSを用いたプレート固定. 関節外科 2013；32：739-48.
4) 西田一也, 衣笠清人, 西井幸信. 上腕骨近位端骨折に対するプレート固定法-MIPO法について-. 関節外科 2013；32：1013-9.
5) 高田直也. ロッキングプレートを用いた上腕骨近位端骨折の治療. 整外最小侵襲術誌 2008；46：2-9.

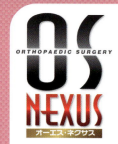

I. 肩・上腕

上腕骨近位端骨折に対する髄内釘固定

奈良県立医科大学整形外科学　井上　和也

Introduction

術前情報

上腕骨近位端骨折に対する手術療法において，上腕骨頭壊死のリスクが高いか否かで手術法が変わってくる．骨接合と人工骨頭置換術（humeral head replacement；HHR）では骨接合のほうが術後成績がよいことが報告されており[1]，上腕骨頭壊死のリスクが高い症例以外は骨接合術を選択すべきと考える．ここでは，著者らが行っている直線形状横止め髄内釘を用いた骨接合術について詳述する．

●適応と禁忌

手術適応は，基本的に転位の大きく不安定なもので，保存療法では偽関節や変形治癒が予測されるものが適応となるが，症例ごとにもとものADLなども考慮に入れ手術適応を考慮する必要がある．また，上腕骨頭壊死の予測には，北大分類を用い[2] 図1，Type 1B，3，4は骨頭壊死の可能性が高いためHHRを行い，Type 1A，2を骨接合の適応と考えている．また画像検査については，単純X線像に加え，3D-CTが骨折型の把握に有用と考える．

●麻酔

全身麻酔と超音波ガイド下の斜角筋ブロックを併用する．

●手術体位

体位は肩甲骨の下に肩枕を入れてビーチチェア位とし，肩関節が十分に伸展できるよう，患側に寄せておく．使用可能であればSPIDER™（Smith & Nephew）を用いることで，上肢の安定した保持が容易となる．X線透視装置は手術操作の邪魔にならないように健側から入れる 図2。

手術進行

1. 皮切・展開
2. 整復
3. 髄内釘の選択
4. 髄内釘挿入
5. 後療法

❶画像診断は3D-CTが骨折型の把握に有用であり，術前検査に必須と考える．

❷結節骨折がある場合，頚部の2-part骨折の状態に近くなるように，髄内釘挿入の前に結節と骨頭を整復・固定し，一塊にすることが重要である．

❸頚部は髄内釘を挿入しながら整復するのではなく，完全に整復位をとってから髄内釘を挿入する．

上腕骨近位端骨折に対する髄内釘固定

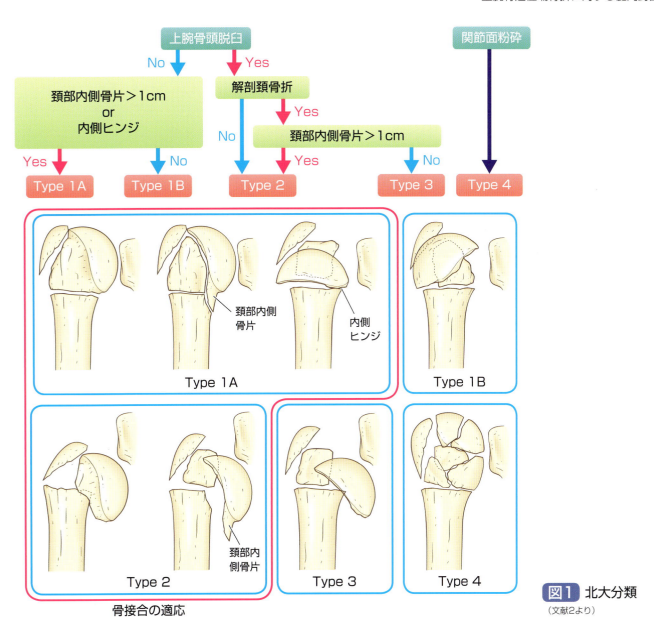

図1 北大分類
（文献2より）

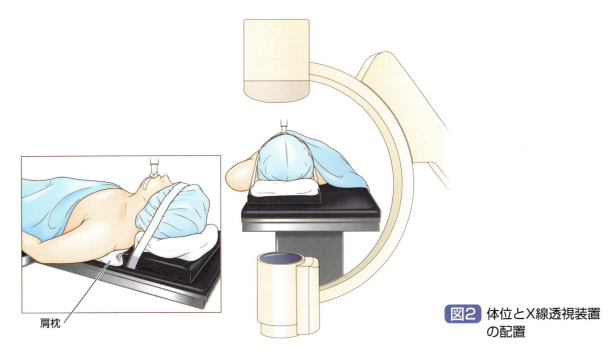

図2 体位とX線透視装置の配置

手術手技

1 皮切・展開

アプローチは基本的に上方アプローチを用いる。肩峰外側縁より5mmほど内側で，肩峰前縁を中心に前縁に直交するように皮線に沿った皮切を約5cm加える（Saber cut incisionの一部）図3。

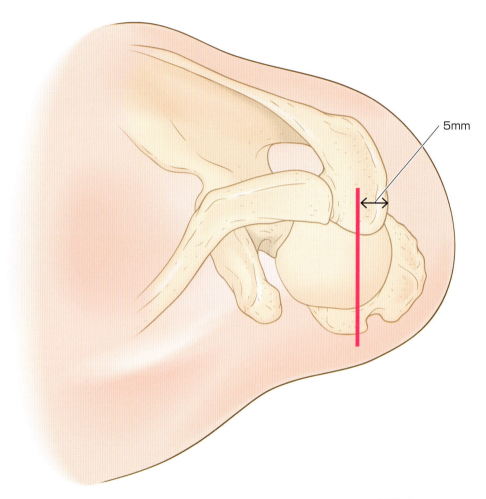

図3 皮切（上方アプローチ）

肩峰前外側部付近にある三角筋の前部線維と中部線維の間を約3cmスプリットし，視野が不良な場合は肩峰から三角筋を骨膜付きで剥離する 図4 。欧米人に比べ体格の小さい日本人において，腋窩神経は肩峰前外側より平均4.67cm遠位の部位を走行していると報告されており[3]，三角筋のスプリットは腋窩神経損傷を回避するため，約3cm程度までにすることが望ましい。術後にインピンジメント症候群が起こることを防ぐために，Neerら[4]の方法に準じて肩峰形成を行う。

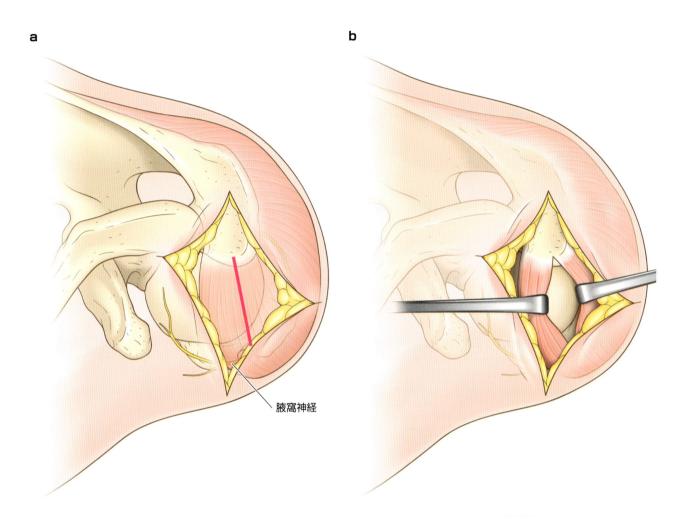

図4 三角筋スプリット
a：三角筋切開前
b：三角筋切開後

結節骨折があり，上方アプローチのみでは骨折の整復が困難な場合は，三角筋－大胸筋間アプローチを用いる．髄内釘挿入は，上方アプローチのほうが肩関節を過伸展させる必要がなく挿入が容易であるため，三角筋－大胸筋間アプローチと上方アプローチを行う場合には，肩鎖関節から上腕にかけてのカーブ状の皮切（Dragon head incision）を行うと，両方のアプローチを行うことができる 図5 。

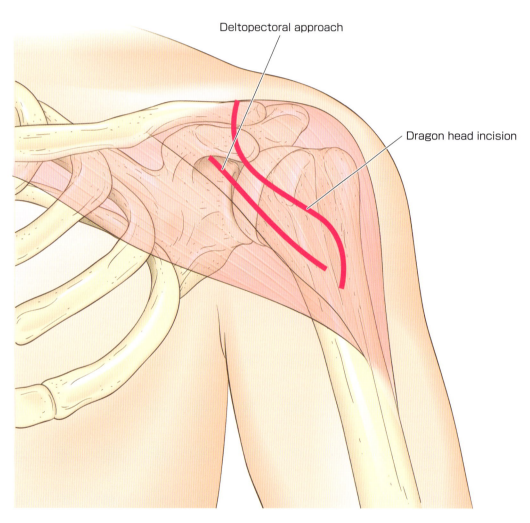

図5 皮切

2 整復

転位した結節骨折がある場合，髄内釘を入れてから結節を整復するのは困難で，整復・固定が不十分になりやすいため，頚部の2-part骨折の状態となるように，はじめに結節と骨頭を整復・固定し一塊にすることが重要である．2〜5号の太い非吸収糸を3〜4本腱板にかけて縫合し，大結節，小結節，骨頭を一塊とする 図6 。

> **コツ&注意 NEXUS view**
> 整復の際，結節骨片に糸をかけると骨片粉砕の危険があるため，腱板に糸をかけるのがポイントであり，特に大結節と小結節をしっかり縫合することが重要となる．

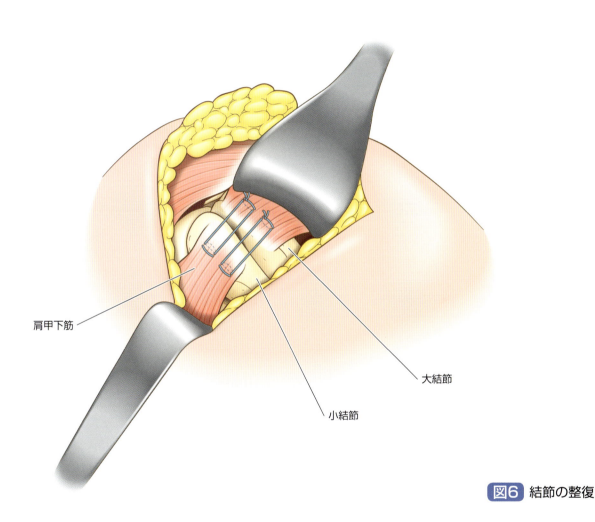

図6 結節の整復

大結節骨片は通常後上方に転位するので，肩を外転内旋すると三角筋が緩み，骨片にアプローチし整復しやすくなる．術後に肩峰下のインピンジメントを引き起こすため大結節高位は絶対に避けなければならず，大結節を元の高さ以下に引き下げるくらいのつもりで整復する．上方に転位した大結節の整復が困難な場合は，intrafocal pinningの要領でKirschner鋼線（K-wire）で整復・仮固定するとよい 図7 ．また，骨頭への前上腕回旋動静脈からの血流を阻害しないよう，小結節骨片や骨頭の整復操作は愛護的に行う．

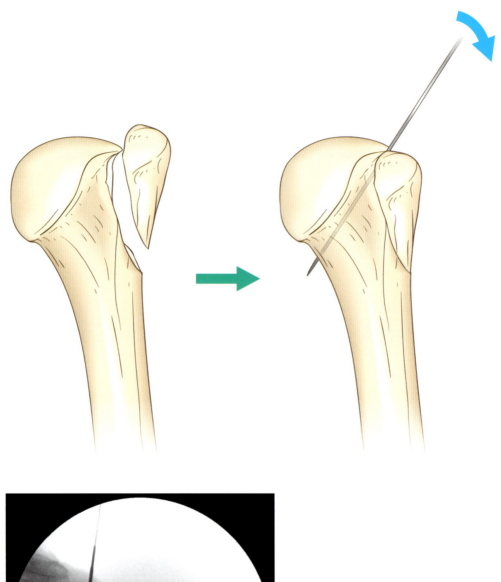

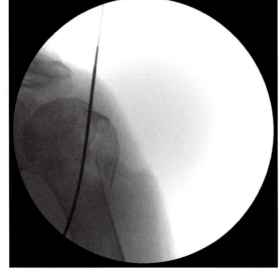

図7　K-wireによる大結節の整復・仮固定

頚部2-part骨折となった状態で，次に頚部と骨頭を整復する。骨頭が内反転位している場合，棘上筋と棘下筋に2〜5号の非吸収糸をかけて引っ張ると整復しやすい。髄内釘を入れながら整復するのではなく，完全に整復位を得てから髄内釘挿入を行うことがポイントである。骨幹端が内側に転位している症例では，腋窩に丸めた覆布をはさんで上腕を内転し整復する 図8 。

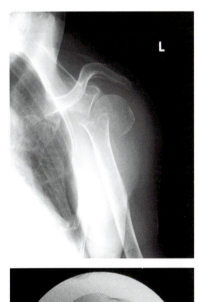

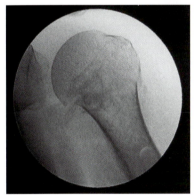

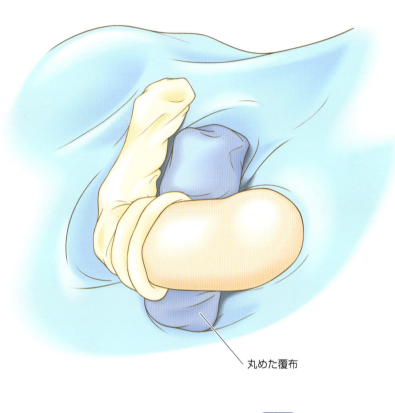

丸めた覆布

図8 頚部の整復

3 髄内釘の選択

　各種髄内釘が各社から出ているが，ここでは著者らが用いているNew straight nail system（帝人ナカシマメディカル）の特徴と手技について述べる。New straight nail systemはその名のとおり直線形状であり，直径8mmと径が比較的細いため，挿入部の軟骨損傷が少ない 図9 。近位横止めスクリューは2本で，近位斜孔スクリューは骨頭頚部内側の骨皮質を貫くので固定性がよい。近位斜孔スクリューは髄内釘とのロッキング機構により，また近位前後方向のスクリューはエンドキャップでの固定によりバックアウトを防止している。骨頭軟骨方向に向かうスクリューがないため，万が一骨頭壊死を起こした場合でも，スクリューによる関節窩損傷は起こらない。遠位横止めスクリュー孔は遠位から3本目がターゲッティング機構となっており，ドリルが髄内釘からはずれにくい工夫がされている。

> **コツ&注意　NEXUS view**
>
> 　骨頭における骨質は，骨頭頂部から外側にいくほど骨質が不良になっている[5]ため，特に骨粗鬆例においては骨頭頂部の軟骨下骨を保持することが，良好な固定性を得るために重要である。また，大結節骨片がある場合，髄内釘挿入部が骨頭頂部より外側になると，カットアウトして術後の骨頭の内反転位の原因となることからも，挿入部は骨頭頂部が望ましく，直線形状の髄内釘が有利である。

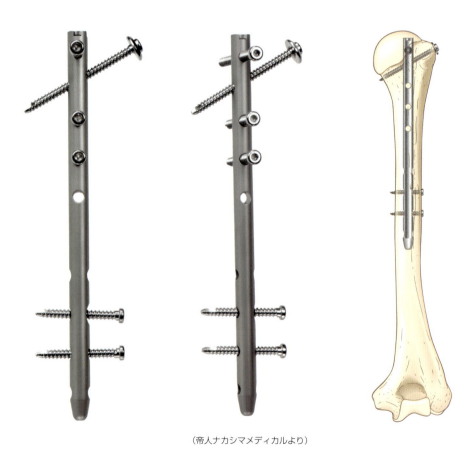

（帝人ナカシマメディカルより）

図9　New straight nail system

4 髄内釘挿入

　上腕二頭筋長頭腱を損傷しないよう気を付けながら，腱板に線維方向へ約2cm切開を入れ，挿入部を露出する 図10 。このとき，侵襲を少なくするため腱板切開を小さくしすぎると，リーミングの際に腱板を巻き込んでしまい，腱板の欠損を作ってしまうことになるので注意する。3.0mm径K-wireで骨頭頂部を開孔し，ガイドワイヤーを刺入する。

　ホローリーマーでリーミングを行い，髄内釘を挿入する。骨頭頂部の骨質は骨表面から近いほど骨質が良好であるため[5]，挿入深度が浅いほど固定性が良好となるが，髄内釘が突出することを防ぐため，挿入深度は直視下とX線透視装置の両方を用いて確認する必要がある。

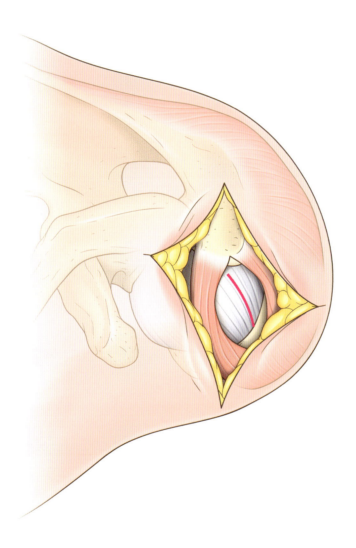

図10 腱板切開

スクリュー挿入は近位斜孔スクリューから行うが，デバイスを安定化させ，髄内釘から他のスクリューを逸脱させないために，フレームテクニックを用いている。すなわち，常にドリル先を1箇所残しておくことで髄内釘とフレームを形成する方法である（図11）。遠位ホールは4つあるが，橈骨神経損傷を避けるため，三角筋結節に当たる部分のスクリューホールを選択する。スクリューが髄内釘からはずれていないか，正面像だけではなく必ず側面像も透視下に確認する。エンドキャップは近位前後スクリューを固定するため，必ず挿入する。

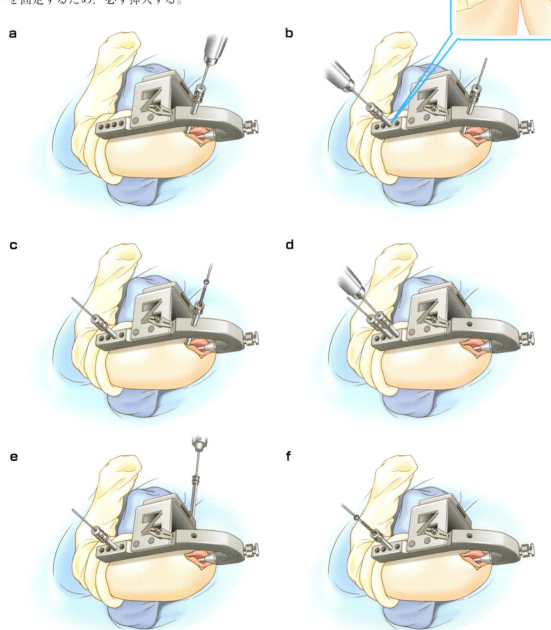

図11 横止めスクリュー挿入手順（フレームテクニック）

a：近位斜孔ドリルを挿入。
b：近位斜孔ドリルを残したまま遠位から3本目のドリルを挿入。
c：遠位から3本目のドリルを残したまま近位斜孔スクリューを挿入。
d：遠位から3本目のドリルを残したまま他の遠位スクリューをドリリングし挿入。
e：遠位から3本目のドリルを残したまま近位前後スクリューをドリリングし挿入。
f：最後に遠位から3本目のスクリューを挿入。

腱板切開部は1号吸収糸を用いて側々縫合する。髄内釘挿入後も固定性に不安のある症例では，骨頭の内反や大結節の転位を防ぐため，腱板に2号エチボンド®をかけて，近位横止めスクリューに縫合しておく 図12 。肩峰から三角筋を骨膜付きで剥離した部分は，肩峰に骨孔を作製し，三角筋を肩峰にしっかりと修復しておく。

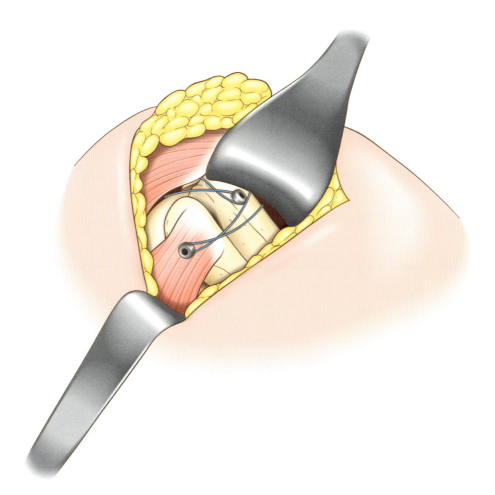

図12 腱板切開部の縫合

転位防止のため，腱板に縫合糸をかけて近位横止めスクリューに縫合しておく。

5 後療法

　術後固定は腱板の緊張を緩める目的で，外転枕装具を用いている。リハビリテーションプロトコールは結節骨折の有無で2種類用意している 図13。早期機能回復も大切であるが，本手術後は骨癒合を得ることがまず最優先であるため，骨癒合を確認してから装具を除去し，運動を進めることが重要である。

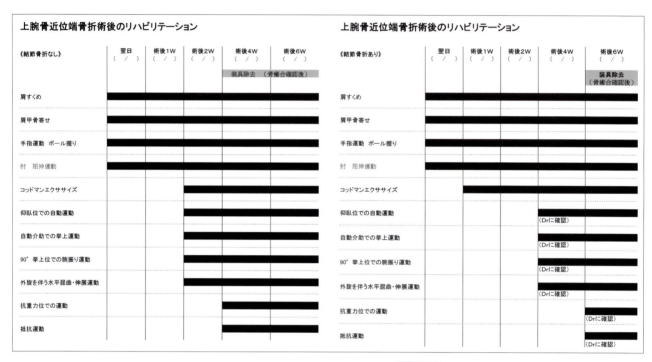

図13 リハビリテーションプロトコール

症例提示

76歳,男性。転倒で受傷。Neer分類で3part-大結節,北大分類Type 1Aに対し,直線形状横止め髄内釘による骨接合術を行った。

術後2カ月で骨癒合良好である 図14。

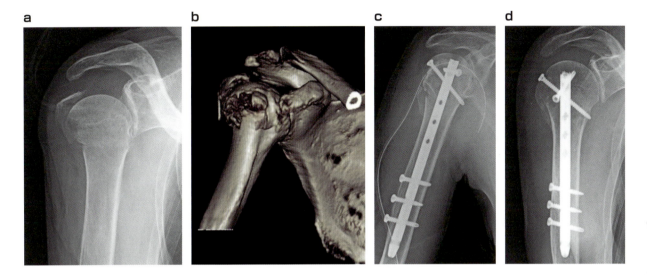

図14 症例提示
a:術前単純X線像
b:術前3D-CT
c:術直後単純X線像
d:術後2カ月単純X線像

文献

1) 井上和也,末永直樹,大泉尚美,ほか.高齢者の上腕骨近位端粉砕骨折に対する骨接合vs人工骨頭置換術.肩関節 2012;36:429-31.
2) 山根慎太郎,末永直樹,大泉尚美,ほか.上腕骨近位端粉砕骨折に対する髄内釘骨接合術術後骨頭壊死発生の予測.肩関節 2012;36:417-20.
3) 高田逸朗,今谷潤也,清水弘毅,ほか.三角筋前枝と腋窩神経の解剖学的検討(肩前外側アプローチで腋窩神経は触れるか?).肩関節 2010;34:575-8.
4) Neer CS 2nd. Anterior acromioplasty for the chronic impingement syndrome in the shoulder: a preliminary report. J Bone Joint Surg Am 1972;54:41-50.
5) 井上和也,酒本佳洋,城戸 顕,ほか.骨梁微細構造解析を用いた上腕骨近位髄内釘の至適刺入位置の検討.肩関節 2013;38:85.

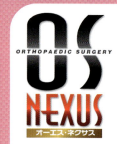

I. 肩・上腕

上腕骨近位端骨折に対する人工骨頭置換術

整形外科北新病院上肢人工関節・内視鏡センター　大泉　尚美
整形外科北新病院上肢人工関節・内視鏡センター　末永　直樹
整形外科北新東病院上肢人工関節・内視鏡センター　山根慎太郎

Introduction

術前情報

　大・小結節骨折を伴う上腕骨近位端骨折のなかでも上腕骨頭壊死のリスクが高いと予測される症例においては，高齢者であれば骨接合術より人工骨頭置換術（humeral head replacement；HHR）が適応となる。しかしながら，術後に除痛効果は得られても肩関節の機能的に成績不良な例もあり，安定した良好な成績を得るのが難しい手術の1つである[1]。成績不良の主な要因は大結節骨片の転位や吸収などによる腱板機能不全によることが多く，大・小結節骨片の癒合が，良好な成績を得る重要なポイントである[2]。そのため，著者らは近年，結節骨片の術後の転位を防ぐ目的で，大・小結節間の連続性を保ったまま強固に固定した後，肩甲下筋腱を切離して進入する新しいアプローチ法を行っている。

　ここでは，本アプローチを用いたHHRの実際の手技と注意点につき述べる。

●適応

　術後の上腕骨頭壊死の発生のリスク予測には，骨折型の詳細な評価が重要である。著者らは，Neer分類に加えて，骨頭壊死発生のリスク予測を目的とした北大分類[3] 図1 を用いている。北大分類のType 1B，Type 3，Type 4は骨頭壊死リスクが高いため，本術式の適応と考えている。

●術前計画

　上腕骨近位端骨折のHHRでは，術中にステムの設置高さの決定が難しいこともあり，術前に健側の上腕全長のX線像を撮影し，骨折部骨幹端から骨頭頚部までの距離を計測しておく。ただし，最終的な設置位置は後述するとおり術中の弛さや結節骨片の整復の状態によって決定する。また，人工骨頭の機種選択も重要である。最近では骨形成をより高めるための素材やステムの特殊加工，結節骨片の縫合用フィンの追加などの工夫がなされた骨折用インプラントが各社から販売されており，各機種の特徴を知ったうえで適切に選択する必要がある。

●麻酔

　全身麻酔に斜角筋間ブロックを併用して行う。

手術進行

1. 皮切，アプローチ，骨頭摘出
2. 大・小結節の整復，縫合
3. 肩甲下筋腱切離
4. ステムの設置高さと骨頭サイズの決定
5. ステム挿入とセメンティングテクニック
6. 骨頭設置，結節の固定
7. 肩甲下筋腱の修復，閉創
8. 後療法

●体位

ビーチチェア位で行うが，術中の脳血流低下などを防止するため，あまり上体を起こしすぎないようにする．肩甲骨の下に枕を入れて肩甲骨を固定しながら肩を浮かすようにし，体を患側に寄せて上腕の内転および伸展が十分可能なことを確認する．透視装置は清潔操作の妨げにならないよう，健側から入れるようにセッティングする．

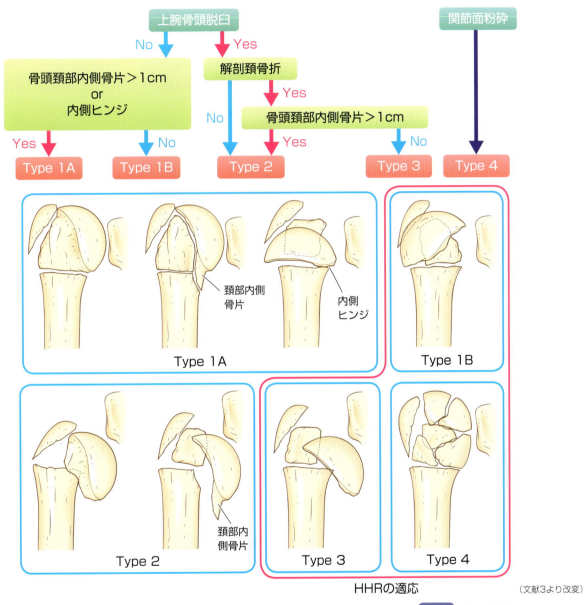

（文献3より改変）

図1 北大分類

Type 1B，Type 3，Type 4は術後の上腕骨頭壊死発生のリスクが高いと予測され，HHRの適応と考える．

❶ 結節骨片に付着する腱板の連続性が保たれている症例では，大・小結節の連続性を保ったまま，肩甲下筋腱を切離するアプローチを用いる．
❷ 大・小結節骨片の強固な固定が，良好な臨床成績を得るためのポイントである．

手術手技

1 皮切，アプローチ，骨頭摘出

　三角筋-大胸筋間アプローチ 図2 を用いる。橈側皮静脈は外側によけると術中に筋鉤などで損傷するリスクがあるため，なるべく内側によける。術野の展開が不十分な場合は，大胸筋腱の上部1/2ほどを切離する。可能であればこの時点で骨頭を摘出するが，その際に粗暴な操作で大血管や神経損傷をきたさないよう，十分注意しながら摘出することが重要である。

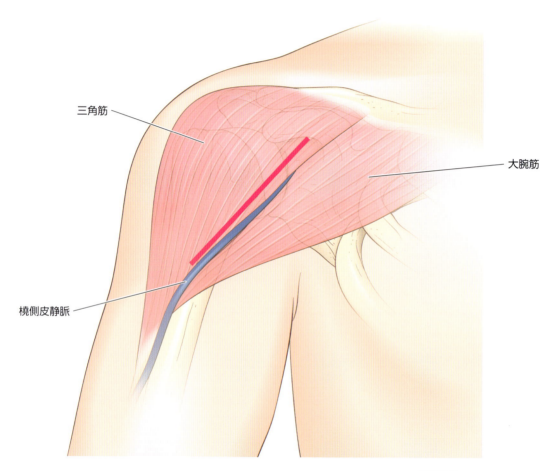

図2 三角筋-大胸筋間アプローチ

2 大・小結節の整復，縫合固定

　大結節と小結節骨片間の転位が大きく，腱板および腱板疎部の連続性も断たれている場合は骨片の間からステム・骨頭挿入を行うが，連続性が一部でも保たれている場合は，次に述べるように連続性を温存して結節間縫合を行い，肩甲下筋腱を切離するアプローチを選択する。

　大・小結節骨片を整復し，大結節とそれに付着する棘上筋・棘下筋腱，小結節とそれに付着する肩甲下筋腱の間に2-5号の非吸収糸を3～4本かけて縫合・固定する 図3 。また，後にステムと結節骨片を固定するための5号非吸収糸を，3本後方腱板にかけておく。

> **コツ&注意　NEXUS view**
> 　骨脆弱例では骨片粉砕の危険があるため，糸は骨ではなく腱板にかけるようにする。受傷後時間が経過した症例では，腱板と周囲組織との癒着により骨片間が十分寄らないことがある。その状態で無理に縫合しても術後転位の原因となるため，癒着剥離や関節包の関節唇付着部での切開を加えて，容易に整復が可能となるまで十分なリリースを行う。

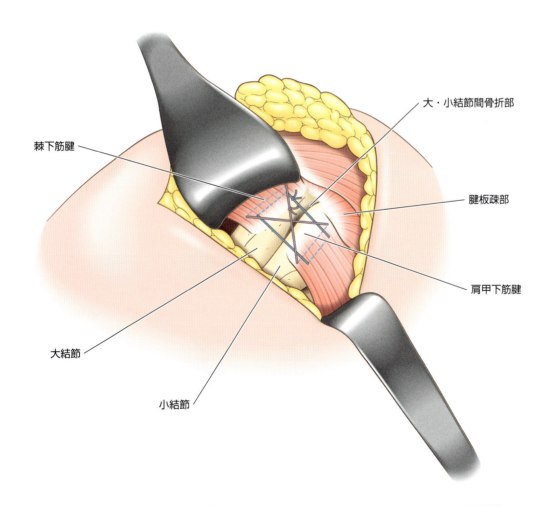

図3 大・小結節間の縫合
腱板疎部の連続性を保ったまま，大・小結節間を非吸収糸にて縫合する。

3 肩甲下筋腱切離

大・小結節が一塊となったら，小結節より約1cmの縫い代を残した位置で，肩甲下筋腱を切離してステムおよび骨頭挿入のため関節内を展開する 図4 。切離した肩甲下筋腱断端には，後の修復のためMason-Allen法にて2号非吸収糸を4〜5本かけておく。

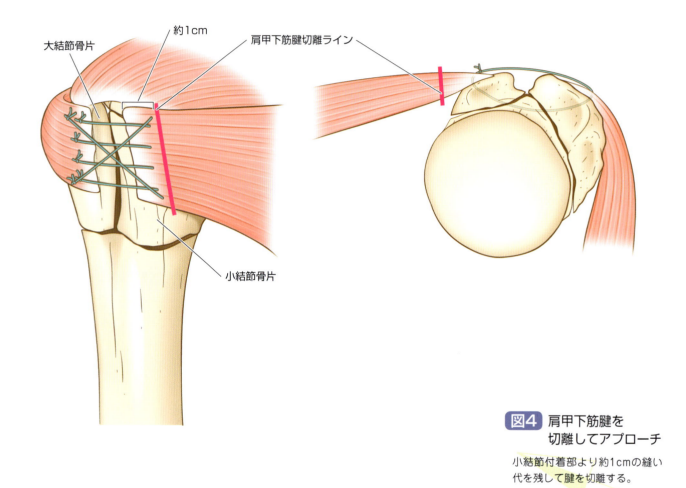

図4 肩甲下筋腱を切離してアプローチ

小結節付着部より約1cmの縫い代を残して腱を切離する。

4 ステムの設置高さと骨頭サイズ決定

　上腕骨髄腔内を適切な太さまでリーミングを行うが，骨脆弱例が多く骨折のリスクがあること，セメント固定を行うことから，無理なリーミングは不要である．ステムサイズを決定したら，1サイズ小さいトライアルステムを原則後捻30°で挿入し設置高さを確認する．結節骨片を正確に整復することでステムの設置高さは決定できるが，結節が粉砕していたり，骨幹端に骨欠損を伴う症例では困難なこともあり，前述したように術前に健側上腕長を計測して，ある程度予測しておく必要がある．骨頭サイズは摘出した骨頭を参考に少し小さめを選択するが，最終的にはトライアルステムと骨頭を入れた状態で透視下に確認して決定する．前後方向の弛さは徒手的に骨頭を偏位させてグレノイドを乗り越えない程度，下方の弛さは上腕を下方に牽引し上腕骨頭頂部がグレノイドの上1/2に収まる程度が適当と判断している．適切な弛さが得られるように，骨頭サイズの調整または偏心骨頭への変更を行う．また，肩甲下筋腱が修復可能かもチェックする．骨頭サイズは本物のステム挿入後に再度トライアルで確認してから最終決定する．

　ステムのセメント固定後は骨幹端に糸を通すのが困難となるため，あらかじめ骨幹端に1.8～2.0mm径Kirschner鋼線（K-wire）にて3箇所に骨孔を作製し，2-5号非吸収糸を3本ずつ通しておく 図5 。

> **コツ&注意 NEXUS view**
> 大結節が骨頭より高位になると術後インピンジメントの原因となり，反対に骨頭が大きすぎると可動域制限や腱板断裂を生じる可能性があるため，解剖学的再建（骨頭が大結節より5～6mm高位）を目指す．

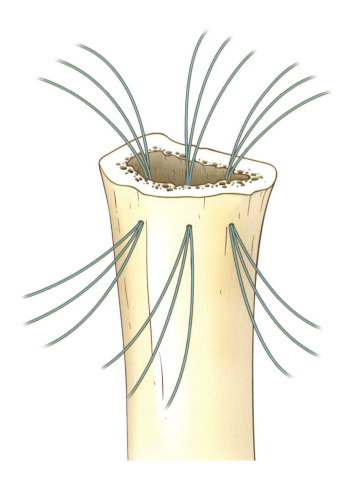

図5 骨幹端に非吸収糸を通す

セメント注入前に骨幹端にK-wireにて骨孔を作製し，非吸収糸を通しておく．

5 ステム挿入とセメンティングテクニック

　上腕骨近位端骨折では，ステムの高さを正確に調整できるよう原則としてセメント固定を行う。インプラントの長期生存にはセメントテクニックが非常に重要であり，圧をかけてセメントを均一に注入できるよう必ずボーンプラグとセメントガンを用いる 図6 。シンパルス洗浄器で髄腔内を十分に洗浄後，インプラント先端より2cmほど遠位にボーンプラグを設置する。ガーゼを髄腔内に挿入してなるべく無血としてから，セメントガンでセメントを骨折端ぎりぎりまで注入する。インプラントには感染予防のため直接触れないよう注意しながらトライアルで決定しておいた高さまで挿入し，結節骨片との骨癒合を促すため骨折端から1cmほどまでセメントを取り除く。また，骨幹部の血管流入孔からセメントが漏れると橈骨神経麻痺をきたす危険性があるため，セメント注入後すぐに透視下に漏れがないかを確認し，漏れている場合はすぐにセメントを除去する。

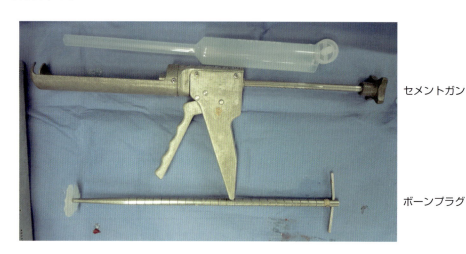

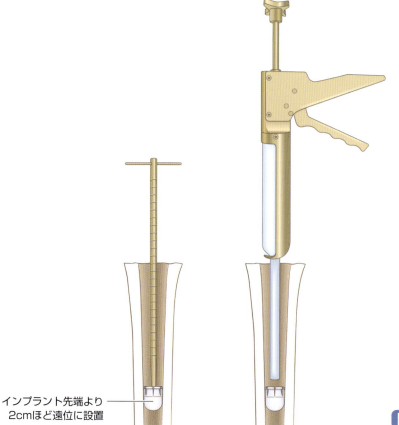

図6　ボーンプラグとセメントガン

6 骨頭設置，結節の固定

先に後方腱板にかけておいた5号非吸収糸3本を，ステム近位のホールに通しておく図7。骨頭サイズを再度確認して決定し，設置する。摘出骨頭からの移植骨を骨幹端と結節間に移植しながら，結節骨片をステムに合わせて整復し，骨幹端の骨孔に通しておいた非吸収糸を，棘上筋・棘下筋・小円筋腱にそれぞれ3本ずつ通し，結節骨片と骨幹端をしっかりと縫合・固定する図7，図8。

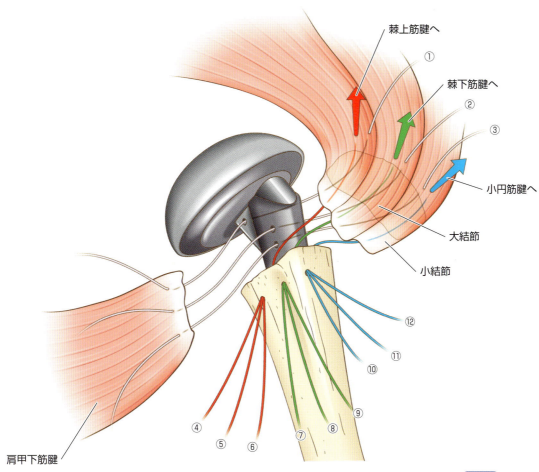

図7 腱板と骨幹端およびステムとの間の非吸収糸固定

後方腱板→ステムのホール→肩甲下筋腱の順に3本（機種に応じて）通す（①〜③）。
骨幹端に通した非吸収糸を各腱板に3本ずつ通す（④〜⑫）。

7 肩甲下筋腱の修復，閉創

　肩甲下筋腱は，腱断端にかけておいた糸を用いて元の位置に修復する 図8 。必要であればさらに縫合糸を追加し，術後早期からのリハビリテーションが可能な強固な修復を行う。最後にステム近位のホールから後方腱板にかけておいた糸を肩甲下筋腱にも通して縫合し，結節をしっかりとステムに引き寄せて固定する 図8 。
　ドレナージチューブを留置し，閉創する。

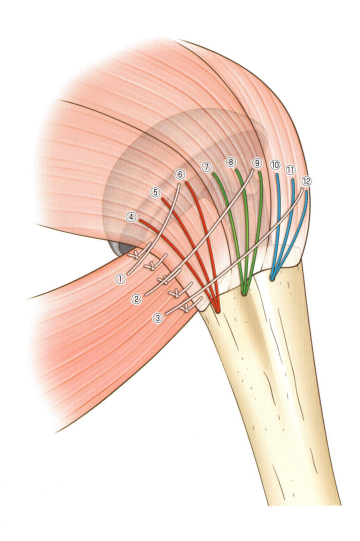

図8 結節骨片の縫合および肩甲下筋腱修復

図7 で通した糸④〜⑫を縫合して結節骨片を固定後，肩甲下筋腱を元の位置に修復する。最後に糸①〜③を肩甲下筋腱に通して縫合する。

8 後療法

術後は外転枕装具［アービーブレース（メディカル池田）］にて外固定を行う 図9 。腱板や結節に負荷がかからないよう軽度外転・屈曲位を保持する。大結節の骨癒合が得られるまで最低6週間は装具固定を継続する。リハビリテーションプロトコールは 図10 に示すとおりである。

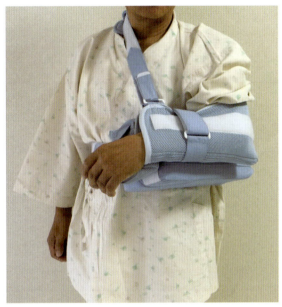
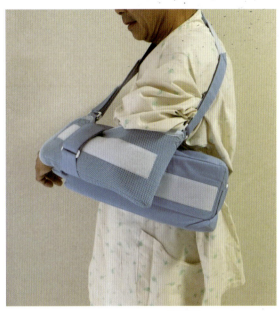

図9 術後の外転枕装具固定

上腕骨近位端骨折に対する人工骨頭置換術後リハビリテーション	翌日 (/)	術後1週 (/)	術後2週 (/) Dr:骨頭位置のチェック	術後4週 (/)	術後6〜10週 (/)〜(/) Dr:大結節の癒合をチェック→装具オフ	術後12週 (/)
※メニューは午前と午後に各回数を実施する						
肩すくめ・肩甲骨寄せ（各50回）	■	■	■	■	■	■
手指運動 ボール握り（100回）	■	■	■	■	■	■
肘 屈伸運動（50回）	■	■	■	■	■	■
肩屈曲・外旋 他動的可動域訓練（30回） 目標ROM（屈曲/外旋）			*骨頭位置が下がっていれば延期 120°/20°		150°/30°	170°/45°
コッドマンエクササイズ（300回）			*骨頭位置が下がっていれば延期			
モビライザー（内旋0°〜外旋30°）（1時間） *牽引はかけない					*可動性が不足している場合Dr.に確認して実施	
仰臥位で自動介助による挙上運動（50回）					*装具オフ後に開始	
自動外旋運動（50回）					*装具オフ後に開始	
Flexion gliding exercise（50回）					*装具オフ後に開始	
Flexion horizontal abduction exercise（50回）					*装具オフ後に開始	
Shoulder elevation @ horizontal abduction（50回）					*装具オフ後に開始	
抗重力位での自動挙上運動（50回）					*装具オフ後に開始	
臥位でのD2エクササイズ（50回）					*装具オフ後に開始	
抵抗運動（各方向50回）						■

図10 術後リハビリテーションプロトコール

症例提示 図11

80歳，男性。転倒して受傷。Neer分類の大結節3-part骨折。北大分類Type 3。受傷後13日目に本アプローチにてHHR施行。術後4カ月で大結節は良好に癒合した。

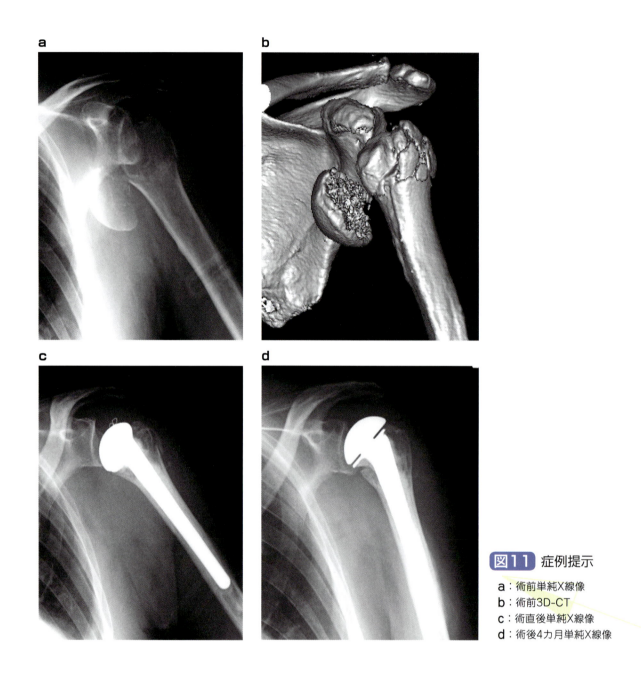

図11 症例提示
a：術前単純X線像
b：術前3D-CT
c：術直後単純X線像
d：術後4カ月単純X線像

文献

1) 井上和也, 末永直樹, 大泉尚美, ほか. 高齢者の上腕骨近位端粉砕骨折に対する骨接合vs人工骨頭置換術. 肩関節 2012；36：429-31.
2) 玉井和哉, 橋口 宏, 飯澤典茂, ほか. 上腕骨近位端骨折の分類と治療－JSSデータベースの検討－第2部 治療. 肩関節 2008；32：587-92.
3) 山根慎太郎, 末永直樹, 大泉尚美, ほか. 上腕骨近位端粉砕骨折に対する髄内釘骨接合術術後骨頭壊死発生の予測. 肩関節 2012；36：417-20.
4) 末永直樹. 上腕骨近位端骨折の最小侵襲手術 上腕骨近位端骨折に対する人工骨頭置換術－大・小結節の良好な骨癒合を目指した新しいアプローチ－. 整外最小侵襲 2014；70：109-115.
5) 末永直樹, 中田周平. 上腕骨近位端骨折に対する人工骨頭置換術. 関節外科 2013；32：1034-41.

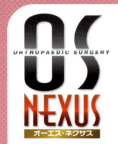

I. 肩・上腕

肩鎖関節脱臼に対する最小侵襲手術

岡山赤十字病院整形外科　**小西池泰三**
高梁中央病院整形外科　**東原新七郎**

Introduction

術前情報

　肩鎖関節脱臼をどう治療するかについては意見の分かれるところである。どのような手術法を用いても，ある程度の確率で亜脱臼が生じるとされる[1]。また，保存療法の成績が良好であることから，新鮮例においては必ずしも手術が必要ではないという意見が一般的である。

　このような状況のなかで，近年鏡視下手術の進歩により肩鎖関節脱臼に対しても鏡視下手術の報告がなされるようになったが，肩鎖関節脱臼の手術において最も重要であるのは，三角筋－僧帽筋腱膜（delto-trapezius aponeurosis）の修復であり[2]，この部分の鏡視下修復は不可能である。従って，肩鎖関節脱臼に対する鏡視下手術とは，arthroscopic surgeryではなくarthroscopic-assisted surgeryである。鏡視下ですべてができないのであれば鏡視にこだわらず，透視も使用するというのが著者らのコンセプトである[3]。

　肩鎖関節脱臼に対する手術は数多く存在するが，結局は靱帯再建を何で行うかと，靱帯再建が完成するまで肩鎖関節の一時固定を何で行うかの組み合わせである。肩鎖関節の固定はKirschner鋼線（K-wire），Bosworth screwあるいは肩鎖関節プレートであるが，肩鎖関節プレートはそもそも保存療法で良好な本疾患に対して侵襲が大きすぎると考えている。「K-wireによる固定は破損したK-wireが縦隔へmigrationしたという報告があり，禁忌である」という意見がある[1]。著者らは靱帯の再建を何で行うにしろ，再建した靱帯が機能するには約3カ月を要すると考えている[3]。肩鎖関節の固定期間が長くなれば，K-wireによる固定ではワイヤーの破損の危険性が増大する。著者らがBosworth screwを用いる理由である。

　Bosworth法は以前より行われてきた手術法であるが，問題点としては正確に烏口突起基部にスクリューを挿入するのが困難であること，スクリューのlooseningがあることである。著者らは6mm径のcannulated screwを使用している。ガイドワイヤーを使用することにより，適切な刺入部位を確認できる。女性では6mm径のcannulated screwは鎖骨に比較しやや大きい。小柄な男性で4.5mm径のcannulated screwを使用した例で，術後スクリューが弯曲した例が2例あった。6mm径のcannulated screwが弯曲した例は経験していない。

手術進行

1. 徒手整復
2. 皮切，展開
3. 鏡視下烏口肩峰靱帯移行のための縫合糸の設置
4. Bosworth screwの挿入
5. 後療法

●適応と禁忌

　本術式は新鮮例に行っており，陳旧例には行っていない。Bosworth screwの固定力，すなわち烏口突起基部の骨質が本術式のキーポイントである。年齢は原則50歳以下としている。Bosworth screwの固定期間が3カ月と長期であるので，40歳以上では肩の拘縮をきたしやすい。抜釘時に鏡視下の拘縮解離術も可能であるが，本術式の最もよい適応はRockwood分類Type Ⅴ 図1 の35歳以下の活動性の高い男性と考えている。

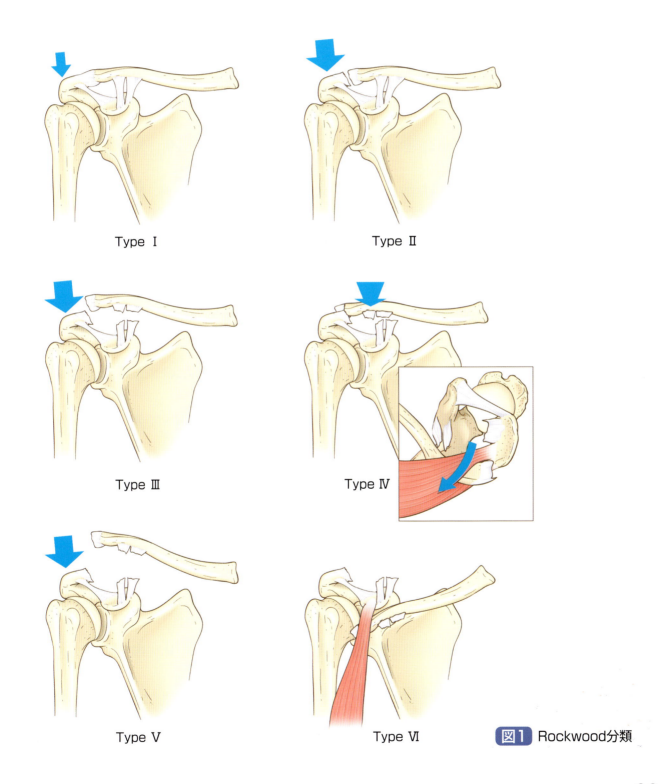

図1 Rockwood分類

39

●麻酔

全身麻酔としている。

●体位

透視も使用するため，側臥位としている。術前にCアームで肩鎖関節が透視できることを確認しておく 図2 。

●インフォームド・コンセント

本術式に限らず肩鎖関節脱臼手術のインフォームド・コンセントに関して重要なことは，患者に術後の亜脱臼の可能性について理解してもらうことである。術直後より内・外旋運動は可能であるが，90°以上の肩の挙上を行わないこと，いくら注意を払ってもスクリューのloosening の可能性はあることを十分説明しておく。

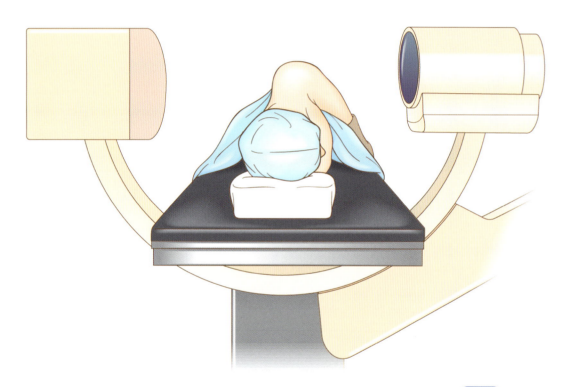

図2 体位

❶三角筋－僧帽筋腱膜の修復は，観血的に行う。
❷肩鎖関節が固定された状態で，鏡視下にCA靱帯を移行する。
❸抜釘時に拘縮があれば，鏡視下解離術を行う。

手術手技

1 徒手整復

　全身麻酔下に肩鎖関節脱臼の徒手整復が可能か確認する。鎖骨遠位端が容易に整復され安定しているものは，そのまま経皮的にBosworth screw固定を行う。Rockwood分類Type Vでは三角筋－僧帽筋腱膜，上方の肩鎖靱帯，損傷したdiscなどの損傷した軟部組織により徒手整復は困難となり，これらの処置が必要である。

> **コツ＆注意　NEXUS view**
> 軟部組織が介在した状態で無理に徒手整復しても，将来のloosening の原因になると考えている。整復が容易でなければ，ためらわず観血的修復を行う。

2 皮切，展開

　鎖骨遠位に約3cmの切開を加える。骨膜下に鎖骨遠位端を露出し，上方の肩鎖靱帯（関節包）を長軸上に切開して，肩鎖関節内を観察する。損傷したdiscの切除を行う。約1cm鎖骨遠位を切除する 図3 。

> **コツ＆注意　NEXUS view**
> 上方の肩鎖靱帯が肩鎖関節と鎖骨遠位端で絞扼し整復障害となるが，この靱帯は術後の鎖骨の制動に有効であると考えている。長軸上に切開し，縫合糸をかけておく。

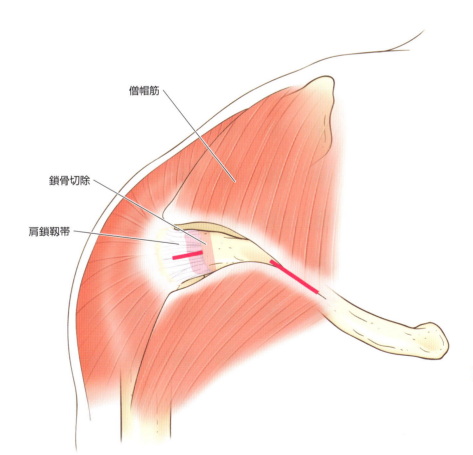

図3 皮切，展開

鎖骨遠位端より約3cm骨膜上に鎖骨を露出する。
上方の肩鎖靱帯を長軸上に切開する。
上方の肩鎖靱帯が整復障害となる。

3 鏡視下烏口肩峰靱帯移行のための縫合糸の設置

切除した鎖骨遠位端にFiberWire®（Arthrex社）を2本かけてペアン鉗子で保持し，肩鎖関節下方より肩前方の皮下を通して，肩関節鏡の前方ポータルに逃しておく **図4**。

> **コツ&注意 NEXUS view**
> ペアン鉗子で皮下に通す際や，後の鏡視下手術時の肩鎖関節下面の観察のときに障害となるので，下方の肩鎖靱帯は切除する。

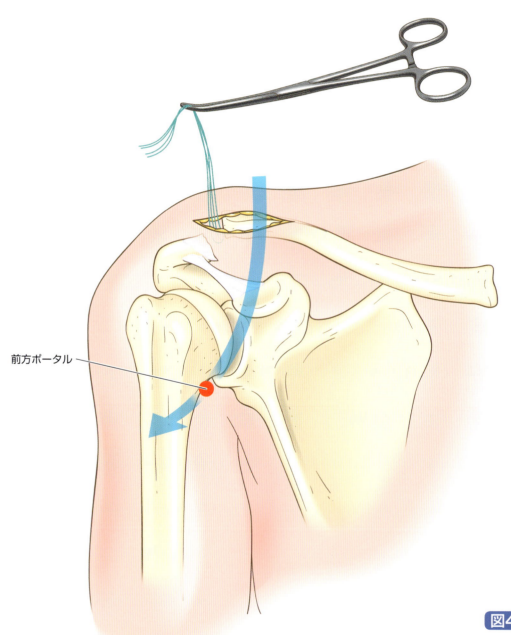

前方ポータル

図4 縫合糸の設置
ペアン鉗子で縫合糸をはさんで肩鎖関節下方から前方ポータルへ出す。

4 Bosworth screwの挿入

　肩鎖関節脱臼を整復し，鎖骨直下の烏口突起基部中央をねらって透視下にガイドワイヤーを刺入する．Cアームを回転させて，ガイドワイヤーの位置を確認する．6.0mm径のcannulated screwにてBosworth法を行う 図5 ．Bosworth screwが適切な位置に挿入されれば，スクリューを締め上げると鎖骨遠位端が過矯正されるほど強固な固定が得られる．高齢者などで，Bosworth screw挿入後に固定力に不安のあるものは肩鎖関節の固定に2.4mm径K-wireを追加する．
　その後，三角筋－僧帽筋の腱膜，背側の肩鎖靱帯を一塊に縫合糸で修復する 図6 ．

> **コツ&注意　NEXUS view**
> ガイドワイヤーは鎖骨直下をねらう．前方に入ると烏口突起の厚みがなく，固定力が得られにくい．ガイドワイヤーを刺入する際，烏口突起の近位骨皮質を貫いて骨内を進み，さらに遠位骨皮質を貫く感覚が手でも感じられる．これはガイドワイヤーが烏口突起の厚みのあるところを通過していることを意味する．骨皮質を貫く感覚が1回しか得られない場合は，透視下のスクリュー位置は良好でも再度ガイドワイヤーを刺入する．

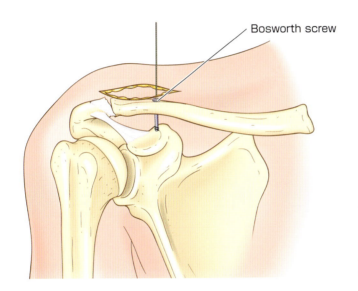

図5　Bosworth screwの挿入

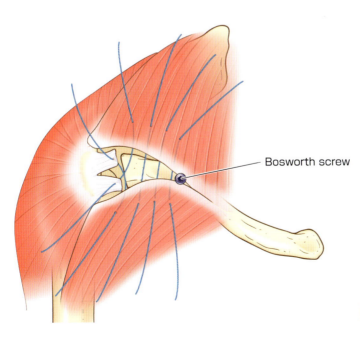

図6　肩鎖靱帯を縫合糸で修復

ここで鏡視下の処置に移る。前外側ポータルよりフックナイフを挿入し，烏口肩峰靱帯（coracoacromial ligament；CA靱帯）を肩峰前下面より切離する 図7 。

> **コツ&注意 NEXUS view**
> CA靱帯の長さが必要なのでRFではなく，フックナイフを使用している。

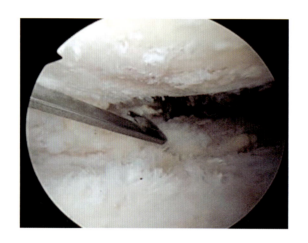

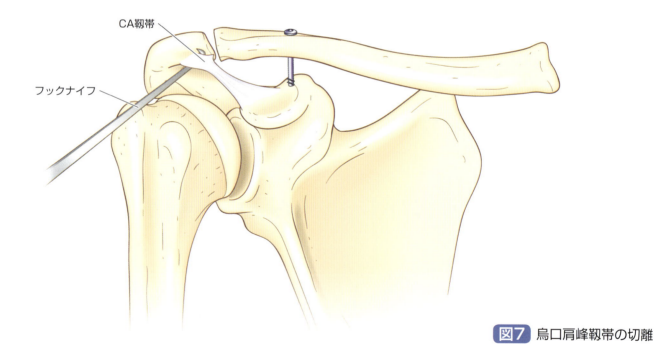

図7 烏口肩峰靱帯の切離

切離したCA靱帯をpasser needleで保持し，鎖骨遠位までCA靱帯が移動できるか，保持した部位が適当か確認する．適当であればリレー用の糸を通す 図8 ．前方ポータルに逃した糸をリレーし，CA靱帯にかけて，鎖骨遠位に固定する．

図9 は術直後と抜釘時の鏡視像である．移行したCA靱帯は生着している．

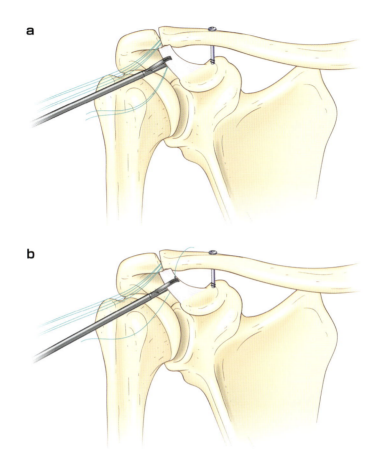

図8 CA靱帯の固定

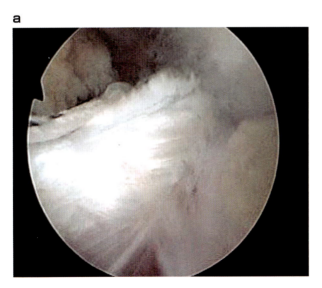
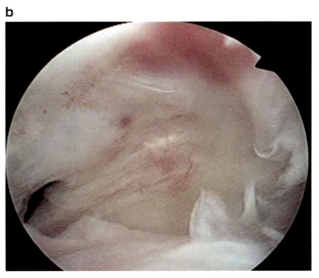

図9 術直後と抜釘時の鏡視像
a：術直後
b：抜釘時

5 後療法

- 術直後より下垂位での内・外旋運動を積極的に行う。
- 90°以上の肩の挙上を行わない。
- 術後3カ月で抜釘術を行う。この際拘縮があれば鏡視下解離術を追加する。

> **コツ&注意 NEXUS view**
> 90°以上の肩の挙上はスクリューのlooseningの原因になると考えている。固定期間が3カ月と長くなるので，肩拘縮予防のため積極的に下垂位での内・外旋運動を行う。
> 本法後の拘縮の多くは腱板疎部の郭清のみで改善する。

症例提示 図10

33歳，男性。自転車にて転倒受傷。

Rockwood分類TypeⅤのAC-dislocationを認めた。受傷2日後，全身麻酔下に本法を行い，やや過矯正気味に固定した。術後1週で職場復帰したが，通院リハビリテーションは仕事があるとのことで行えなかった。術後3カ月で抜釘術を施行した。2mmのスクリューのlooseningを認めた。抜釘前には屈曲90°，外旋30°の拘縮を認め，腱板疎部の郭清を行った。抜釘後3週で屈曲160°，外旋70°に改善した。抜釘後3カ月（初回手術後6カ月）ではfullの可動域であった。

本症例の抜釘時所見では，移行したCA靱帯は瘢痕組織であった。抜釘時に解離術を行った12例のうち，CA靱帯の生着が確認できたのは7例であった。Lizaurら[2]は三角筋－僧帽筋腱膜の修復のみを行った症例の74％が，1.5mm以下の転位であったとしている。当科にて本法を行った30例中24例が，1.5mm以下の転位であった。本法のCA靱帯移行が有効であったかどうかはさらに検討が必要である。

Lizaurら[4]は，術後21年のfollow up例についても検討し，同じ状況であれば92％が手術を望むと回答したと報告している。活動性が高く若い症例に対しては手術が有用であり，症例を選び鏡視下手術の利点や限界を考慮しつつ手術を行えば，従来法と同程度の治療成績が小侵襲で得られるのではないかと考えている。

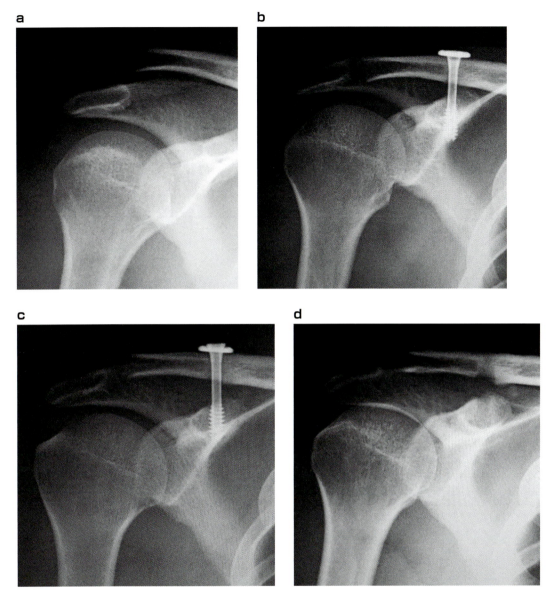

図10 症例提示
a：受傷時
b：手術時
c：抜釘時
d：抜釘後6カ月

文献

1) Fraser-Moodie JA, Shortt NL, Robinson CM. Injuries to the acromioclavicular joint. J Bone Joint Surg Br 2008；90：697-707.
2) Lizaur A, Marco L, Cebrian R. Acute dislocation of the acromioclavicular joint. Traumatic anatomy and the importance of deltoid and trapezius. J Bone Joint Surg Br 1994；76：602-6.
3) 小西池泰三, 田中千晴. 肩鎖関節脱臼に対する最小侵襲手術の試み. JOSKAS 2012；37：376-80.
4) Lizaur A, Sanz-Reig J, et al. Long-term results of the surgical treatment of type Ⅲ acromioclavicular dislocations：an update of a previous report. J Bone Joint Surg Br 2011；93：1088-92.

I. 肩・上腕

鎖骨遠位端骨折に対するプレート固定

副島整形外科病院　森澤　佳三

Introduction

術前情報

　鎖骨骨折は肩甲帯骨折で最も頻度が高く，新生児から高齢者まですべての年齢層において発生する骨折であり，一般にその骨折部位で分類される（Allman分類）図1。3つの部位のうち骨幹部（中1/3）と鎖骨内側端骨折は，著しい粉砕骨折以外は保存的に治療される。一方，鎖骨遠位端骨折はその解剖学的特徴から，烏口鎖骨靱帯の機能不全をきたし不安定性が認められる場合が多く（Craig・田久保分類）[1,2] 図2，保存療法では遷延治癒や偽関節となる症例もあるため手術療法が選択される。偽関節になった場合も症状が比較的軽度で保存療法を推薦する報告もあるが，この意見は一般的ではなく，これまで多くの手術術式が報告されている。

　大まかに分類すると，肩鎖関節を固定して骨接合する方法と，肩鎖関節を固定せずに骨接合を行う方法に分けられる。前者では肩鎖関節を固定するため術後に可動域を制限する必要がある。一方後者では遠位骨片の状況によっては十分な固定が獲得できない場合がある。各々の術式でワイヤー，ピン，プレートなどが使用されるが，良好な結果が報告されている一方で問題点も多い。

　プレート固定法は大きく分類すると，プレートが肩鎖関節を跨いで固定する群と，肩鎖関節を跨がずに固定しない群に分類される。

　固定する群としては，①ベスト肩鎖関節プレート（ネクスメッドインターナショナル社），②Wolter clavicle plates（マンソン社），③Clavicle Hook Plates（Synthes社）などがある[3]。これらのプレートは肩鎖関節を固定するため，開発当初から一般的には肩鎖関節脱臼の治療に用いられている。しかし同時に鎖骨遠位部に対しても強い固定性が得られるため，さまざまなタイプの鎖骨遠位端骨折に応用できる。これらのプレートの欠点は，肩鎖関節を固定するため一時的な可動域の制限を余儀なくされることである。また，プレートによって若干の差はあるものの，肩峰に負荷がかかり肩峰骨折や肩峰下面にびらんが発生したり，腱板への持続的な負荷による腱板損傷などが報告されていることである。

　固定しない群としては，①SCORPION Plate（Aimedic MMT社），②JC Plate system（モルガン社），③LCP Superior and Anterior Clavicle Plates（Synthes社），④鎖骨遠位端ロッキングプ

手術進行

1. 皮切，展開
2. 楕円ホールのスクリュー固定
3. ケーブルの設置
4. ケーブルテンショナーのセッティング
5. ロッキングスクリューでのプレート固定
6. 後療法

レート，⑤NOW-J distal clavicle locking plate（帝人ナカシマメディカル社），⑥clavicle wiring plateなどさまざまなプレートシステムが報告されている。これらのプレートは鎖骨遠位端骨折の治療を目的に開発されたものである。

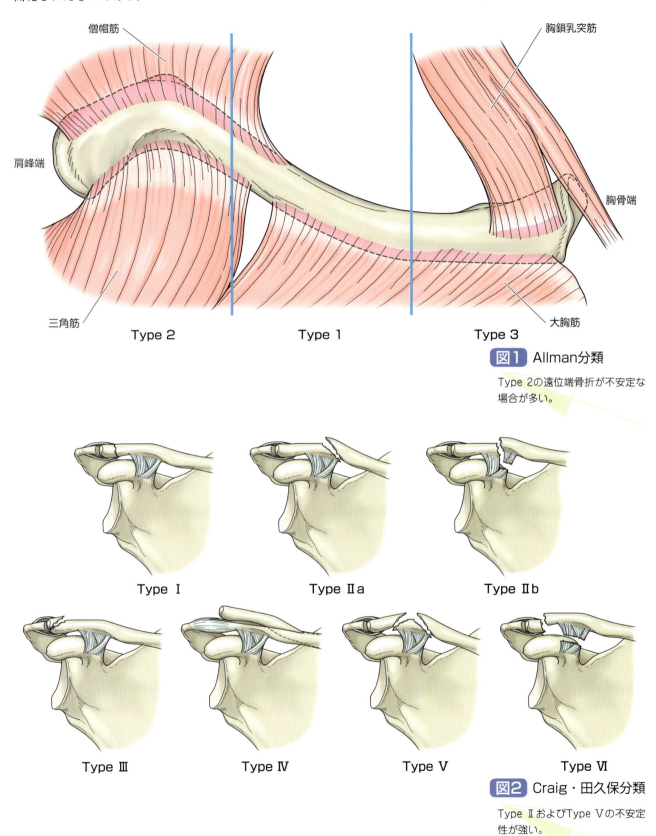

図1 Allman分類
Type 2の遠位端骨折が不安定な場合が多い。

図2 Craig・田久保分類
Type ⅡおよびType Ⅴの不安定性が強い。

サイドフックプレートのSCORPION Plateはこれまで多くの症例に使用されて良好な結果が得られているが，スクリューがロッキングスクリューでないこと，サイドフックの骨片の保持力が弱く不十分なことがあり，その他の固定法を追加する必要がある場合が多い。抜釘の際に鎖骨外側部の筋付着部を剥離する必要があり侵襲が大きい欠点がある。また，数種類のロッキングプレートが使用されているが，末梢骨片が小さい場合や粉砕が著明な場合，骨粗鬆の強い場合は保持する力が弱いためワイヤリングなどの追加固定を必要とする。

Distal clavicle locking plateは，前方より2本の下支えロッキングピンで遠位骨片を持ち上げるように保持する機能を有する特徴がある。

NOW-J distal clavicle locking plateは遠位骨片により多くのスクリューを多方向にロッキングで入れることができるシステムで，プレートにBosworth screwを入れることが可能であることも特徴である。

著者はこれまでさまざまな固定法を試みてきた経験を基に，固定性，安定性，確実性を兼ね備えた新たなプレートシステムを考案した。そのClavicle wiring plateは，ロッキングプレートの特徴とプレート自体にケーブル装着可能な3つの孔を有す構造で，粉砕骨片や斜骨折をケーブルとスクリューで強固に固定することを可能とする特徴がある 図3 [5]。

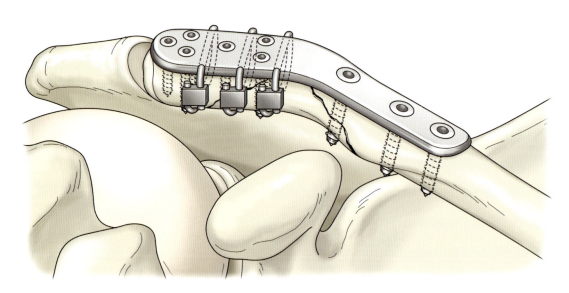

図3 Clavicle wiring plateの外観
6本のロッキングスクリューと3本のケーブルおよび3本の皮質骨スクリュー。

●手術手技の選択法

　理想的には骨折型によって手術術式を選択するべきである。Type Ⅱaで遠位端骨片が大きく，粉砕がない症例ではKirschner鋼線（K-wire）による固定術やtension bandによる固定によって骨癒合が期待できる。Type Ⅱaでも遠位骨片が粉砕され強固な固定が困難と思われる症例ではプレート固定が必要となる場合もある。

　Type Ⅱbに関しても遠位骨片の状況で最適な手術術式が変わる。十分な固定力が獲得できる術式を選択し，早期の骨癒合を目指す。

　Type Ⅴについては骨片が小さいことが多く骨片の固定が困難となる症例があるため，術式の選択がさらに重要となる。1つの方法で固定が不十分な場合は，その他の固定法を追加する必要がある。

　Type Ⅵについては烏口鎖骨靱帯の縫合が必要な症例が多く，靱帯再建や縫合などの追加処置が必要である。

　現在，著者はプレートにケーブルワイヤーとロッキングスクリューを使用するシステムを考案し，鎖骨外側端骨折の不安定型，特にCraig・田久保分類Type ⅡおよびType Ⅴに使用して良好な結果を得ている。この方法の手術術式について具体的に記載する。

●適応

　烏口鎖骨靱帯が遠位骨片や第3骨片に付着している病態の骨折で，不安定性が著明なCraig・田久保分類Type ⅡおよびType Ⅴの骨折が適応である。比較的まれではあるが肩鎖靱帯の断裂を合併した症例では，靱帯形成術を同時に行う必要がある。

●麻酔

　一般的には全身麻酔下で行う。

●体位

　ビーチチェア位か仰臥位で行う。内側のスクリューを固定する際に頭部が障害となる場合があるため，頭部を反対側に傾けることが可能な状況とする。また，小さな骨片を伴う症例もあるため，術中のイメージ確認が可能なように手術台を調整する。

❶骨折型を的確に評価し，不安定性および第3骨片の有無を確認する。
❷鎖骨遠位端の状況（粉砕，骨粗鬆など）を把握する。
❸プレートの適切な設置位置と強固な固定性を獲得する。

手術手技

1 皮切，展開

　実際の手術手技は，肩峰から鎖骨にかけて約15cmの皮切を加える。骨折部を展開し，イメージ下にテンプレートを当てる 図4 。この際，鎖骨遠位端を展開するときに肩鎖関節の靱帯ならびに関節包は愛護的に切開・剝離して閉創時に再縫合が容易に行われるように配慮する。骨折型・骨折の部位により，適切なプレートを選択する 図5 。この際，プレートの角度が鎖骨の形状によって適合しにくい場合があるため，近位のプレートが鎖骨上に存在することを確認する。まれに近位側をスクリュー固定する際に，プレートが鎖骨からはずれて3本のスクリュー固定が不能な場合がある。また，肩鎖関節の形状に個人差があるため，最遠位のロッキングスクリューが関節内に入り込まないようにプレートの位置を設定する必要がある 図6 。

> **コツ&注意 NEXUS view**
> 展開に際しては術後の亜脱臼を予防するために肩鎖靱帯の侵襲を最小限として鎖骨遠位端を展開すること。また，術後閉創時に切開して靱帯を確実に修復することに注意する。

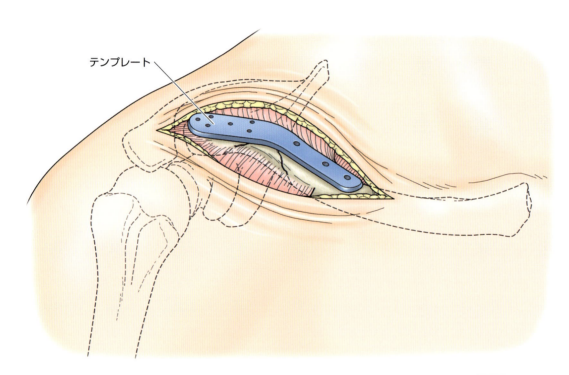

図4 プレートのサイズと設置位置決定
テンプレートを使いプレートのサイズと設置位置を決定する。

鎖骨遠位端骨折に対するプレート固定

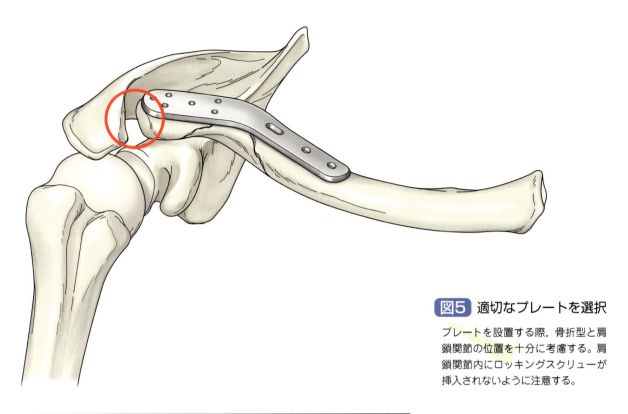

図5 適切なプレートを選択

プレートを設置する際，骨折型と肩鎖関節の位置を十分に考慮する。肩鎖関節内にロッキングスクリューが挿入されないように注意する。

Type		Urist（100）
I	overriding type	49%
II	vertical type	27%
III	underriding type	3%
IV	incongruent & overriding type	9%
V	incongruent & no contact type	6%
VI	incongruent & underriding type	6%

図6 Urist's肩鎖関節分類

肩鎖関節の形態はさまざまで，特にType IおよびType IVは関節内へスクリューを挿入しないように注意する。

2 楕円ホールのスクリュー固定

プレートの位置が決まれば，最初に近位の最外側の楕円ホールをドリリングしてスクリューで固定する．若年者で骨質が硬い場合はタップを使用する．このスクリューを緩めに固定することにより，若干のプレートの内・外側への移動調整が可能である 図7 。

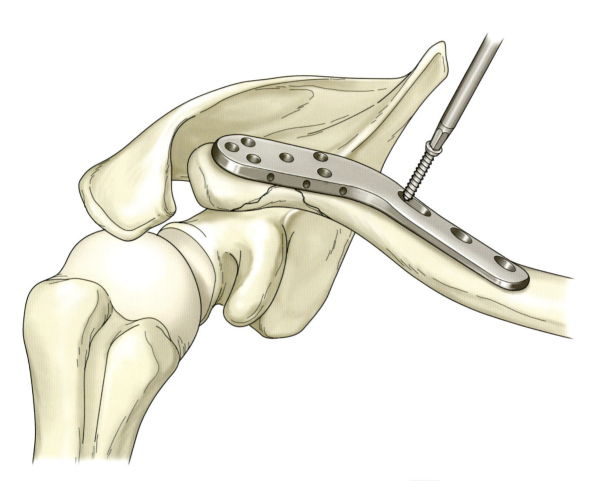

図7 楕円ホールのスクリュー固定
楕円ホールのスクリュー固定は若干緩めに固定することで，プレートの位置を調整することができる．

3 ケーブルの設置

あらかじめケーブルをプレートの孔に通した後，前方よりパッサーを挿入してパッサー先端の孔よりケーブルを挿入して前方に抜く 図8 ，図9 。この際，イメージで前下方の骨片の下面をケーブルが確実にとらえていることを確認する。

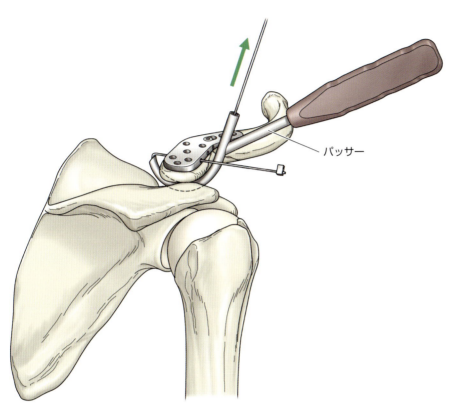

図8 ケーブルの設置①

パッサーは前方または後方より前下方の**骨片**を捕捉するように使用する。比較的前方からのほうが骨片を捕捉しやすい。イメージ下にて確認する。なお，小骨片は見逃しやすいため細心の注意を払う必要がある。

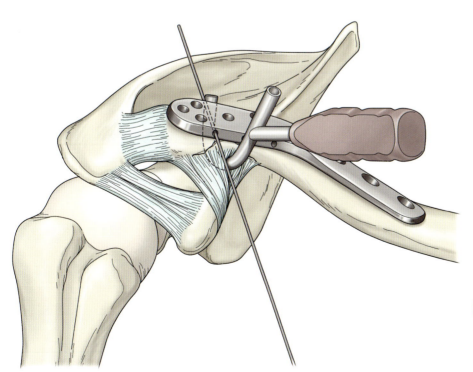

図9 ケーブルの設置②

パッサーが確実に靱帯の付着した骨片を**捕捉**するように注意する。

その後，止め金具にケーブルを通す 図10 。パッサーを後方から通してケーブルを設置する場合は，前方のパッサー先端の孔よりケーブルを通し，出てきたケーブルを後方よりプレートの孔に通して止め金具に挿入する。

> **コツ&注意　NEXUS view**
> 　パッサーを使用する際に，前下方に存在する小骨片を確実に捕捉していることをイメージ下に確認することが必要である。

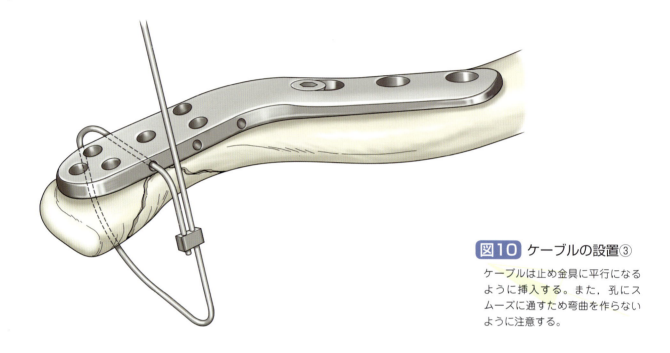

図10　ケーブルの設置③
ケーブルは止め金具に平行になるように挿入する。また，孔にスムーズに通すため弯曲を作らないように注意する。

4 ケーブルテンショナーのセッティング

ケーブルテンショナーのセッティングを行う 図11。ケーブルホルダーをケーブルテンショナーに装着し，ケーブルを挿入して張力を負荷する。過度な張力の負荷はケーブルによる骨の切断や圧壊が起こる可能性があり，10～15kgfのテンションが一般的である。この際，テンションを最終的に調整するため着脱式のテンショナーを付けたままで仮固定する 図12。ケーブルの使用本数は，骨片の大きさ，斜骨折の形状や不安定性の強弱で決定する。ケーブルの止め金具は抜去時の操作性も考慮して前上方に設置するように心がける。

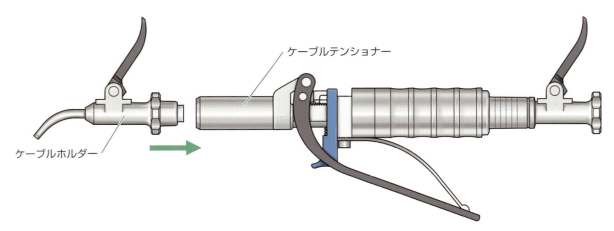

図11 ケーブルテンショナーのセッティング①
ケーブルホルダーをケーブルテンショナーに装着する。

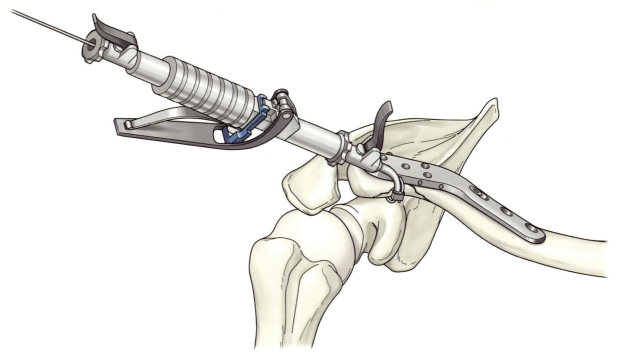

図12 ケーブルテンショナーのセッティング②
ケーブルホルダーをケーブルテンショナーに装着し，ケーブルを挿入して張力を負荷する。

5 ロッキングスクリューでのプレート固定

　その後，遠位はプレートガイドブロックを使用してドリリング後にロッキングスクリューで固定する 図13 。使用するスクリューの本数は4本以上とする。ケーブルで骨折部が固定されていることでロッキングスクリューが確実に対側の皮質を貫き，遠位骨片をとらえることが可能である。着脱式のテンショナーを付けているので，遠位骨片を締めるテンションは最後に調整することが可能である。次に近位側のスクリュー固定を行う 図14 。最後にテンショナーの調整を行い，ケーブルの止め金具を圧着ペンチで固定した後，カットする 図15 ， 図16 。

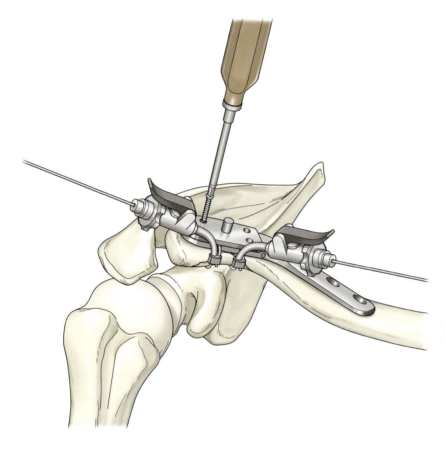

図13 ロッキングスクリュー固定

ケーブルホールダーで仮固定後，プレートガイドブロックを使用してドリリング後にロッキングスクリューで固定する。

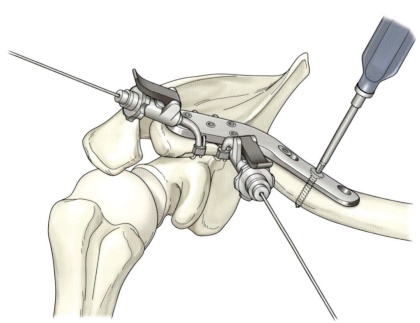

図14 近位側スクリュー固定

近位側スクリューは確実に対側の皮質骨をとらえるように心がける。

鎖骨遠位端骨折に対するプレート固定

　その他，遠位端骨片の粉砕が強い症例ではケーブルを外側スクリューの遠位に引っかけて強く固定する方法の報告もある 図17 。

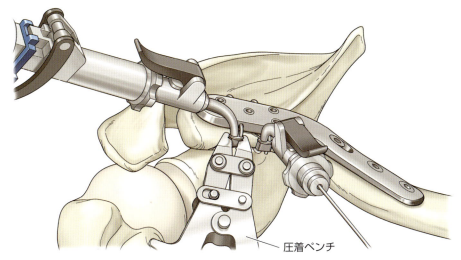

図15 ケーブルの切除①

テンションをかけた後，ケーブルの止め金具を圧着ペンチで固定する。

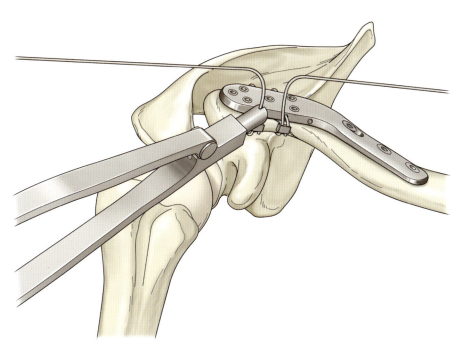

図16 ケーブルの切除②

ケーブルをカットする際は可能な限り先端を短くする。

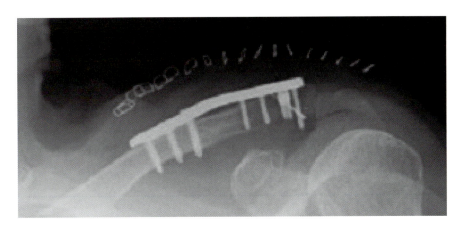

図17 外側スクリューでのケーブル固定

ケーブルを最外側のロッキングスクリューに引っかけることで破壊の強い骨片も固定性が改善される。

6 後療法

　術後1週間は三角巾固定を行う。骨片の粉砕症例など固定性が不十分な場合は可動域の制限を設けるが，固定性が良好な症例は痛みに応じて振り子体操などを早期に開始する。臥位での自動介助運動は，術後3～4日から開始する。疼痛がない症例では1週後から自動運動を許可する。術後2週で受傷前の他動可動域獲得を，術後4週で日常生活動作（ADL）が可能となることを目標とする。

症例提示

　37歳，女性。

　自宅の階段より左側の肩部分より転落して受傷した。受傷後5日に手術を実施した。術後2日より他動運動を開始し，術後1週で自動介助運動，術後2週で自動挙上110°にて退院した。外来での経過観察を行い術後205日で抜釘を行った。その後特に愁訴はない 図18 。

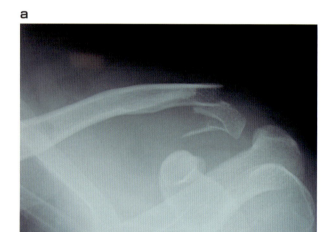
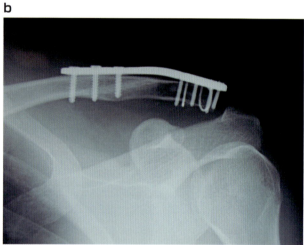
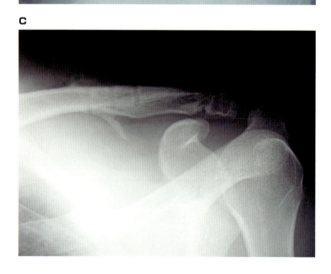

図18 症例提示

a：受傷時X線像。靱帯が付着した薄い骨片が認められる。近位の骨端が上方に偏位している。
b：術後X線像。薄い骨片がケーブルとロッキングスクリューにより整復位に強固に固定されている。
c：抜釘術後X線像。骨癒合が認められる。近位側スクリューの周囲に骨化が認められるが特に症状はない。

文献
1) Craig EV. Fracture of the clavicle. Rockwood and Green's Fracture in adults vol 1. 4th Ed. Rockwood CA, et al, editors. Philadeiphia：Lippincott Williams & Wilkins；1996. pp1109-61.
2) 田久保興徳, 竹下秀之, 堀井基行, ほか. 鎖骨遠位端骨折の治療成績. 整形外科 2003；54；123-9.
3) 中澤明尋, 竹内　剛, 岡崎　敦. フックプレートを用いた鎖骨遠位端骨折の治療. MB Orthop 2013；26（2）：31-7.
4) 生田拓也, 北村歳男. 鎖骨遠位端骨折に対するScorpion plateによる治療. 骨折 2004；26：93-6.
5) 森澤佳三, 副島義久. CW Plate－Clavicle Wiring Plate－を用いた鎖骨遠位端骨折の治療. MB Orthop 2013；26（2）：67-73.

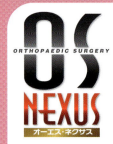

I. 肩・上腕

肩甲骨関節窩骨折に対する骨接合術

宇陀市立病院整形外科　仲川　喜之
宇陀市立病院整形外科，奈良肩・肘センター　水掫　貴満

Introduction

術前情報

　肩甲骨関節窩骨折は，バイク転倒事故，高所転落などの高エネルギー外傷にて発生し，多くの肩甲帯部重複損傷を合併する比較的まれな骨折である。肩関節脱臼，肩鎖関節脱臼，鎖骨骨折，肋骨骨折などを合併することが多い。これらの外傷に目を奪われ本骨折が見逃されることも多く，肩甲帯部の外傷に遭遇した場合，常に本骨折の合併を疑い，CTや3D-CTを注意深く読影する必要がある。本骨折は発生頻度も少ないことより，まとまった症例報告もほとんどなく，エビデンスレベルの高いスタンダードな治療方針・手術法も確立されておらず，未解決な骨折といえる。発生頻度が少なく臨床経験することがほとんどないこと，肩甲骨関節窩は多くの筋肉に包まれた肩関節の最深部に位置し，容易にアプローチし難いことより，肩関節を専門としない一般整形外科医が治療に難渋する骨折の1つであろう。

　肩甲骨関節窩骨折はIdeberg分類[1] 図1 によりType 1～5に大別される。Ideberg分類は最もよく使用されている分類法であるが，改変が加えられやや混乱がみられるため，本項では原著に従うこととする。以下，各Typeについて手術適応，手術手技，留意点につき詳述する。

●手術適応

Type 1：整復後も下垂位にて容易に再脱臼する症例，CTにて関節窩と上腕骨頭のアライメントを確認し亜脱臼が残存する症例，骨片が関節窩の20～25％以上および関節面に5mm以上の陥凹がある症例。

Type 2：下縁骨片が5mm以上転位し，上腕骨頭が下方へ亜脱臼して関節適合性が不良な症例。

Type 3：関節面が5mm以上転位するか，肩峰骨折・肩鎖関節脱臼・鎖骨骨折を合併し，鎖骨による肩甲帯上方懸垂機構（superior shoulder suspensory complex；SSSC）[4] が破綻している症例。

Type 4・5：関節面に5mm以上の段差があり関節適合性が不良な症例，glenopolar angle（GPA）（関節上縁と肩甲骨下角を結ぶ線と関節窩上縁下縁を結ぶ線がなす角）が22°以下，関節窩の内方偏位が10～20mm以上，肩甲骨頸部の角状変形が30～45°以上の症例 図2 [2]。

手術進行

Type 1
1. 皮切，展開
2. 烏口突起の骨切り
3. 肩甲下筋腱・関節包の切離，関節窩の展開
4. 関節窩骨片の整復・固定ならびに関節形成術の追加
5. 閉創
6. 後療法

Type 2・4・5
1. 皮切，展開
2. 棘下筋・小円筋・上腕三頭筋長頭腱の展開
3. 関節窩・肩甲骨外科頸部の展開
4. 関節窩骨片の整復・固定
5. 閉創
6. 後療法

Type 3
1. 皮切，展開
2. 烏口突起骨折，関節窩面の整復
3. 烏口突起骨折の仮固定，cannulated screw長の決定
4. Cannulated screw固定
5. 閉創
6. 後療法

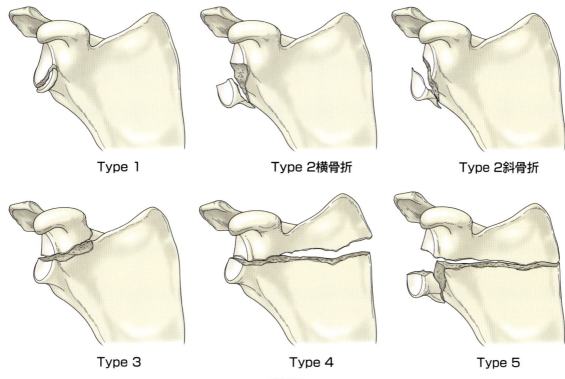

図1 肩甲骨関節窩骨折のIdeberg分類[1]

Type 1：関節窩縁骨折（しばしば肩関節前方脱臼を合併）
　Type1-A：5mm以下の関節窩前縁骨折（骨性Bankart病変）
　Type1-B：5mmより大きい関節窩後縁骨折
Type 2：関節窩の横骨折または斜骨折で，関節窩の下方部分が頚部を含めて骨折したもの
Type 3：関節窩の上1/3の骨折で烏口突起の基部を貫通するもので，しばしば肩鎖関節脱臼や鎖骨遠位端の骨折を合併する
Type 4：関節窩から肩甲骨体部にまで骨折がおよび，肩甲骨内縁まで水平に骨折が貫通しているもの（骨折線は肩甲棘下方の体部を貫通）
Type 5：Type 4に肩甲骨頚部骨折が合併したもの

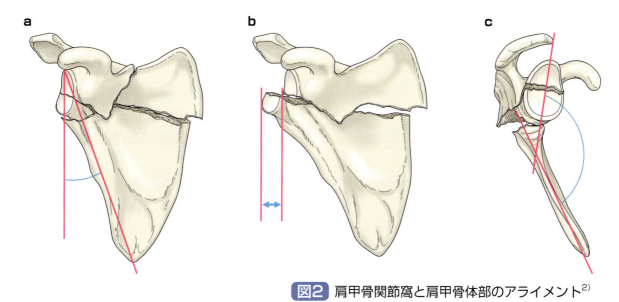

図2 肩甲骨関節窩と肩甲骨体部のアライメント[2]

a：Glenopolar angle（関節上縁と肩甲骨下角を結ぶ線と関節窩上縁下縁を結ぶ線がなす角）：22°以下で手術適応
b：Medialization（関節窩の内方偏位）：10〜20mm以上で手術適応
c：Angulation（肩甲骨頚部の角状変形）：30〜45°以上で手術適応

●麻酔
Type 1・2・4・5：全身麻酔で行う。
Type 3：斜角筋間ブロックもしくは全身麻酔で行う（小侵襲，短時間で手術が可能なため）。

●手術体位
Type 1：通常の観血的整復術の場合は仰臥位とし，脊柱近くまで肩枕を入れ肩甲骨体部が手術台と平行になるようにしておく。こうすることにより関節窩前縁の展開がよくなり，関節窩面とスクリュー挿入方向のオリエンテーションが得られやすくなる。なお近年，肩関節鏡視下手術の進歩により，本骨折に対する鏡視下骨接合術の良好な術後成績も報告されている。鏡視下手術の詳細は成書に譲ることとし，本項では観血的整復術について詳述する。

Type 2・4・5：側臥位とし骨盤帯部はしっかり固定するが，患肢を含む肩甲帯部はフリーとし，X線透視にて肩関節前後像と肩甲骨軸写像（scapular Y像）が得られることを確認しておく 図3 。

Type 3：Type2・4・5骨折時と同様の側臥位をとる 図3 。近年，本骨折に対する鏡視下骨接合術も試みられているが詳細は成書に譲ることとする。

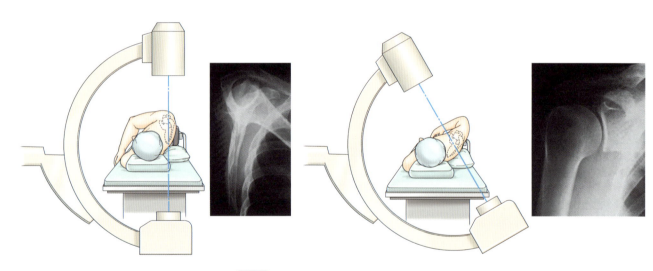

図3 Type 2・4・5に対する手術体位とX線透視のポジショニング
側臥位とし骨盤帯部はしっかり固定するが，患肢を含む肩甲帯部はフリーとし，X線透視にて肩関節前後像と肩甲骨軸写像（scapular Y像）が得られることを確認しておく。

❶肩関節脱臼，肩鎖関節脱臼，鎖骨骨折などの肩甲帯部重複損傷に目を奪われ，関節窩骨折が見逃されることが多いため，肩甲帯部損傷では常に関節窩骨折を疑うことが重要である。
❷関節窩骨折が疑われた場合，骨折形態の把握，治療法の選択に3D-CT精査は不可欠である。
❸関節窩骨折はIdeberg分類に従い治療方針を決定する。Type 1は前方アプローチもしくは鏡視下手術にて，Type 2・4・5は後方アプローチにて，Type 3は小切開・小侵襲法にてそれぞれ整復固定を行う。

肩甲骨関節窩骨折に対する骨接合術

手術手技

Type 1

1 皮切，展開

　肩関節前方アプローチにて，三角筋，大胸筋間から進入する 図4 。橈側皮静脈は三角筋側へ排除するほうが，静脈分枝が少なく展開が容易である。烏口突起に付着する上腕二頭筋短頭・烏口腕筋合同腱，小胸筋腱を確認し小胸筋腱の前方1/2を付着部で切離する。

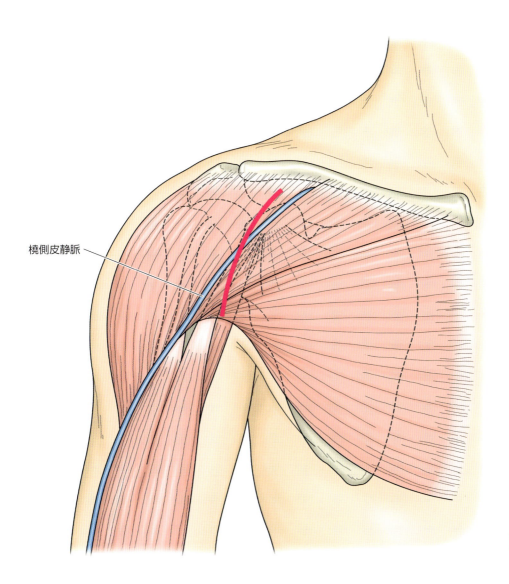

橈側皮静脈

図4 Type 1の皮切

2 烏口突起の骨切り

烏口突起を先端より15mmの部位で骨切りし，上腕二頭筋短頭・烏口腕筋からなる合同腱を下方へ圧排し，肩甲下筋腱を展開する。骨切りした烏口突起は創閉鎖時，再度骨接合をする必要があるため，骨切り前にスクリュー固定用のドリリングをしておくと再骨接合が容易になる。

3 肩甲下筋腱・関節包の切離，関節窩の展開

肩甲下筋腱・関節包を上腕骨小結節付着部より2cm内側で関節裂隙に沿って切離し，関節腔へ進入する。上腕骨頭にリングレトラクターをかけ，骨頭を後方に圧排し，関節窩前方を十分に展開する 図5 。

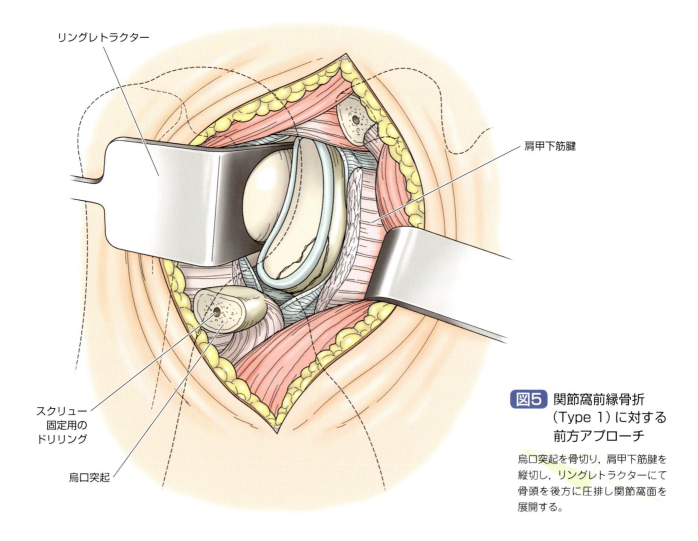

図5 関節窩前縁骨折（Type 1）に対する前方アプローチ

烏口突起を骨切り，肩甲下筋腱を縦切し，リングレトラクターにて骨頭を後方に圧排し関節窩面を展開する。

4 関節窩骨片の整復・固定ならびに関節形成術の追加

内下方に転位した前縁骨片を整復し，ガイドピンで仮固定後，チタン製スクリューで本固定する 図6 。小骨片はスーチャーアンカーを用い固定する。

> **コツ&注意 NEXUS view**
>
> 骨片・関節唇の整復にもかかわらず，関節不安定性が残存する症例では，骨切りした烏口突起を利用してLatarjet法（Bristow変法）を追加するか，高齢者や烏口突起骨片が小さい症例では，腸骨移植による骨性関節窩形成術を追加する。

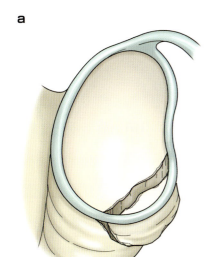
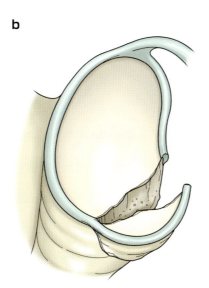
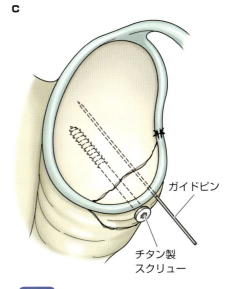

図6 関節窩骨片の整復・固定法

a：骨片の上下関節唇の連続性が保たれ，骨片のみが肩甲骨頚部内下方へ崖くずれ状に転位していることが多い。

b：骨片と連続している上部関節唇をいったん切離し，骨折面に嵌入した血腫を郭清することにより骨折部の状態が明瞭になる。

c：骨片を頚部側から外側へ圧迫するように骨折部を整復し，ガイドピンで仮固定し，チタン製スクリューで本固定する。

5 閉創

切離した関節包・肩甲下筋腱の縫合を行い，骨切りした烏口突起を元の位置にスクリュー固定し手術を終了する．

6 後療法

術後三角巾固定とし，術直後より肩関節自・他動挙上訓練を開始する．ただし，術後3週間外旋運動は禁止する．烏口突起を骨切りしているため，肘関節の屈曲抵抗運動は1カ月避ける．

> **コツ&注意 NEXUS view**
>
> 高齢者例のIdeberg分類Type 1骨折では，しばしば関節窩に圧迫骨折が生じ，関節窩の前開きが強くなり前方不安定性が増幅されている．また高齢者ではLatarjet法（Bristow変法）の烏口突起は骨癒合不全となりやすいため，腸骨移植による骨性関節窩形成術を追加するほうが確実である．

症例提示

・Type 1症例 図7

43歳，男性．転倒し左肩前方脱臼を受傷した．整復後も容易に再脱臼をきたしたため，前方アプローチにて観血的整復術を施行し，肩関節不安定性，肩関節可動域制限なく順調に骨癒合した（JOA score 100点）．

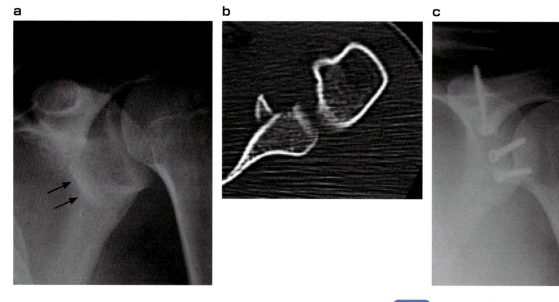

図7 Type 1症例

43歳，男性．転倒し左肩前方脱臼を受傷した．整復後も容易に再脱臼をきたした．
a：術前肩関節前後像．関節窩縁陰影の不連続性・肩甲骨頸部内の小骨片陰影を認める（矢印）．
b：CT．前縁骨片が大きく内下方転位しているのが明瞭となる．
c：術後肩関節前後像

Type 2・4・5

1 皮切，展開

　著者が好んで用いているBrodskyの後方アプローチ[3]について説明する。このアプローチは筋腱をまったく切離することなく，肩甲骨，肩関節腔背側を展開することができるため，小侵襲で早期後療法が可能な優れたアプローチである。図8のように肩峰後角から肩関節裂隙に沿い，遠位へ7cmの後方縦皮切を加える。肩甲骨頚部・体部へ展開を広げたいときは，皮切を肩甲骨外縁に沿って遠位へ延長する。

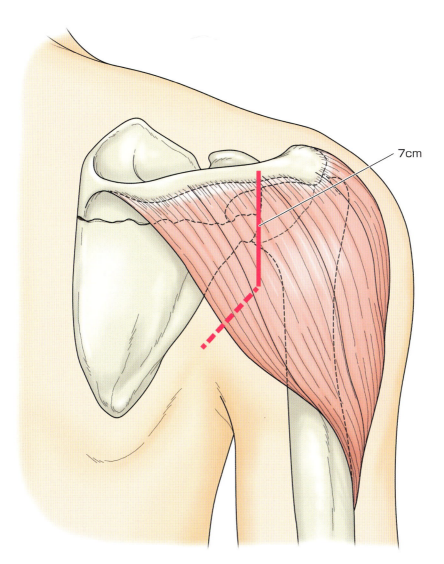

図8 Type 2・4・5骨折に対する Brodskyの後方アプローチ①[3]

肩峰後角から関節裂隙に沿い縦皮切を加える。肩甲骨頚部・体部を展開したいときは皮切を肩甲骨外縁に沿って延長する。

2 棘下筋・小円筋・上腕三頭筋長頭腱の展開

　上肢を外転し，三角筋後縁を頭側へ圧排することにより，棘下筋・小円筋・上腕三頭筋長頭腱が展開される 図9 。

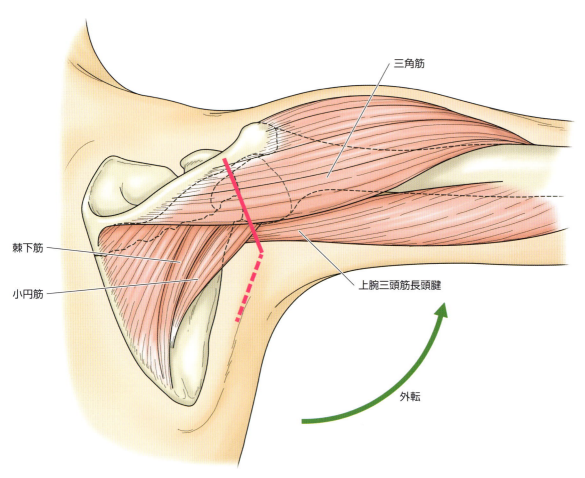

図9 Type 2・4・5骨折に対するBrodskyの後方アプローチ②[3]

上肢を外転し，三角筋後縁を頭側へ排除すると，棘下筋・小円筋・上腕三頭筋長頭腱が展開される。関節腔へは棘下筋・小円筋間を分け，後方関節包を切開し進入する。

3 関節窩・肩甲骨外科頸部の展開

　肩関節腔へは，棘下筋・小円筋間を分け，後方関節包を切開し進入する 図10 。肩甲骨頸部でのスクリューおよびプレート固定時は，上腕三頭筋長頭腱付着部と小円筋間を骨膜下に剥離する必要があるが，この際，quadrangular spaceにある後上腕回旋動脈・腋窩神経を損傷しないように注意する。特に，腋窩神経の小円筋枝を損傷しないように注意する 図10 。肩甲骨外縁に展開を広げる際にはtriangular spaceにある肩甲回旋動脈からの出血に注意し，必要なら結紮する 図10 。

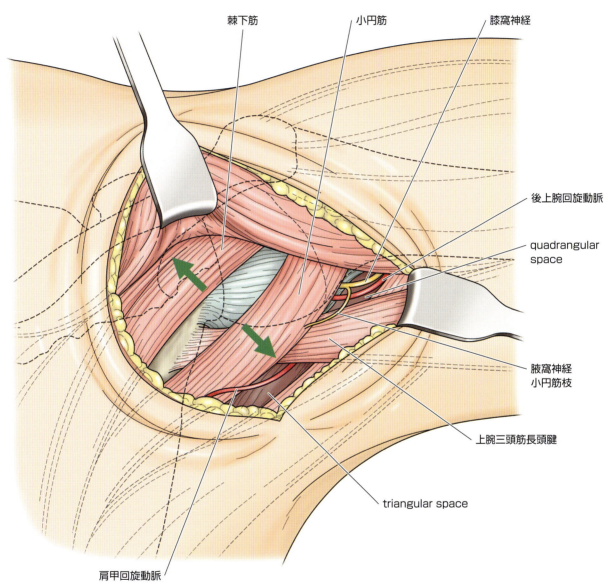

図10 Type 2・4・5骨折に対するBrodskyの後方アプローチ③[3]

上腕三頭筋長頭腱付着部と小円筋間を骨膜下に剥離する際，quadrangular spaceにある後上腕回旋動脈・腋窩神経を損傷しないように注意する。特に，腋窩神経の小円筋枝を損傷しないように注意する。肩甲骨外縁に展開を広げる際にはtriangular spaceにある肩甲回旋動脈に注意する。

4 関節窩骨片の整復・固定

　X線透視下に関節窩面の整復を確認し，ガイドピンにて関節窩骨片を仮固定し，チタン製スクリューにて本固定を行う。Type 4・5骨折では，肩甲骨頚部・体部骨折をスクリューもしくはプレートにて固定する。最後に重複損傷の治療を行う 図11 。

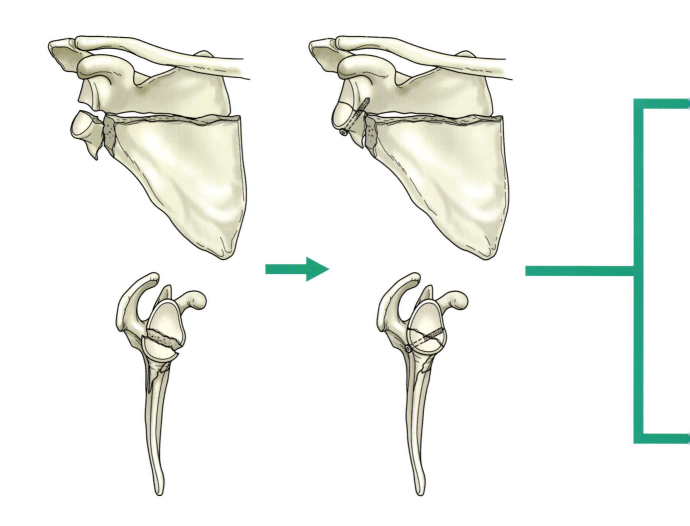

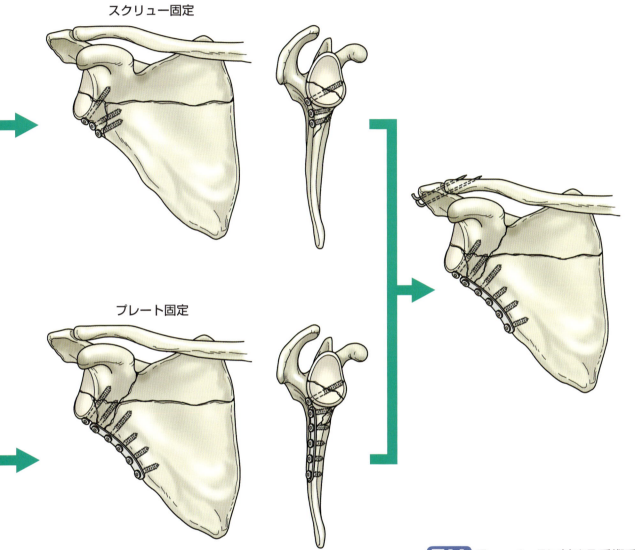

図11 Type 4・5に対する手術手順

まず関節窩面の整復固定を行い，次に肩甲骨頸部・体部骨折をスクリューもしくはプレート〔ベンディングが可能なノンロッキングプレート（LC-DCPプレート・スモールなど）〕にて整復固定し，最後に重複損傷の治療を行う。

5 閉創

このアプローチは筋腱をまったく切離しないため，筋間，筋膜，皮下縫合のみ行い閉創する。

6 後療法

術後三角巾固定とし，術翌日より肩関節自・他動ROM訓練を開始する。ただし，肩鎖関節固定を追加した場合，術後3週でKirschner鋼線（K-wire）を抜去するまでは肩関節の挙上を90°までに制限しておく。

> **コツ&注意 NEXUS view**
> Type4・5骨折では肩甲帯部重複損傷を伴うことも多いが，まず関節窩骨折の骨接合を行い，次に重複損傷の修復を行う。早期に後療法を開始するためには，可能な限りすべての重複損傷を整復固定すべきである。

症例提示

・Type 2症例 図12

45歳，男性。高所より転落し受傷。肩鎖関節脱臼・烏口突起基部骨折を合併した。肩甲骨関節窩下縁が後下方に転位し，関節不安定性が著明である。後方アプローチにて関節窩を整復しスクリュー固定後，肩鎖関節脱臼を徒手整復し，経皮的にK-wire固定を行った。転位のない烏口突起骨折は保存的に加療した。術後3週にてK-wireを抜釘。順調に骨癒合が得られた（JOA score 100点）。

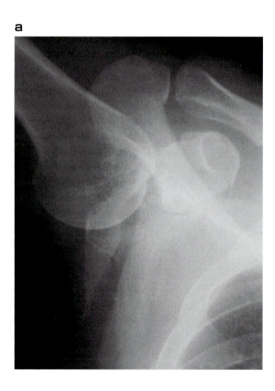
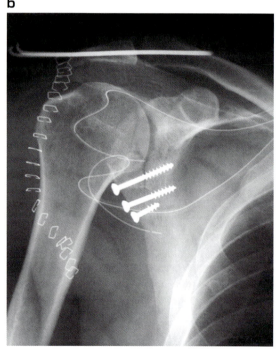

図12 Type 2症例
a：術前挙上位前後像。肩鎖関節脱臼・烏口突起基部骨折を合併。肩甲骨関節窩下縁が後下方に転位し関節不安定性が著明である。
b：術後前後像。後方アプローチにて関節窩を整復し，スクリュー固定後，肩鎖関節脱臼を徒手整復して経皮的にK-wire固定を行った。

・Type 5症例 図13

　46歳，男性。バイク走行中に転倒し受傷。肩関節後方脱臼，肩鎖関節脱臼，鎖骨遠位端骨折を合併した。後方アプローチにて関節窩骨折をcannulated screw固定し，関節窩と体部をプレート固定後，肩鎖関節脱臼を徒手整復して経皮的にK-wire固定を行った。術後3週にてK-wireを抜釘。順調に骨癒合を得られた（JOA score 97点）。

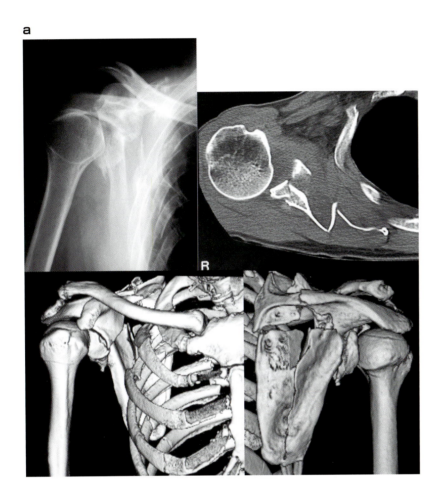

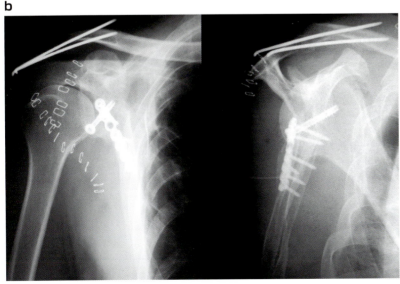

図13 Type 5骨折
a：術前。肩関節後方脱臼，肩鎖関節脱臼，鎖骨遠位端骨折を合併。
b：術後。関節窩骨折をcannulated screw固定し，関節窩と体部をプレート固定した。肩鎖関節脱臼を徒手整復後，経皮的K-wire固定を行った。

Type 3

> **コツ&注意　NEXUS view**
>
> 烏口突起骨折の整復固定の前に，肩甲帯部重複損傷の整復固定を行っておく。肩鎖関節脱臼合併例では徒手整復・経皮的肩鎖関節ピン固定を，鎖骨遠位端骨折・肩峰骨折合併例では整復固定術を行う。重複損傷を整復することにより，烏口突起骨片もほぼ整復位に戻る。

1 皮切，展開

烏口突起先端は皮膚上より容易に触診可能であり，同部に約3cmの小皮切を加え，三角筋を線維方向に分け烏口突起先端に達する。

2 烏口突起骨折，関節窩面の整復

肘関節を屈曲，肩関節を前挙し，上腕二頭筋短頭および烏口腕筋の緊張を除去し，烏口突起先端に骨整復鉗子をかけ，おじぎした烏口突起先端を上内方へ引き上げつつ，骨折面を圧迫するように骨折部の整復を試みる 図14 。

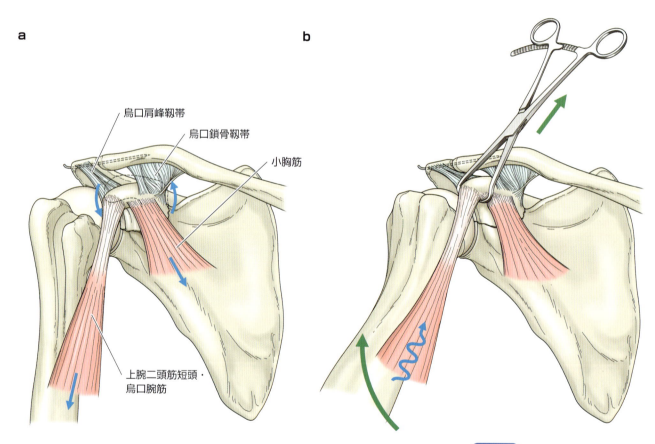

図14　Type 3骨折の整復

烏口突起先端に骨整復鉗子をかけ，おじぎした烏口突起先端を上内方へ引き上げつつ，骨折面を圧迫してX線透視下に整復位を確認する。

3 烏口突起骨折の仮固定，cannulated screw長の決定

　X線透視下にcannulated screwのガイドピンにて骨折部の仮固定を行う。ピン刺入点は，烏口突起垂直部（基部）と水平部（先端部）の移行部であり，ピン先端は棘窩切痕下方に達する 図15 。ガイドピンの刺入に際し，ピン先端が肩甲骨頚部の骨髄内を進んでいる間は軽い抵抗があるのみで，肩甲骨背側の骨皮質に達すると抵抗が強くなる。このとき，背側骨皮質を貫く前に刺入されたピンの長さを計測し，この長さのcannulated screwを使用するようにする。なぜなら，ガイドピンの刺入のみでは，まだ烏口突起基部骨折部はやや離開しており，さらに骨折面が海綿骨であるため，骨折部の圧迫固定時にはスクリューはガイドピンの刺入深度より数mm深部まで刺入されることになる。そのためガイドピンが背側骨皮質を貫く前に計測した，やや短めの長さのスクリューが，実際は至適な長さのスクリューとなるのである。長すぎるスクリューを使用すると肩甲上神経を損傷する危険があるため，絶対に避けるべきである。以上のようにガイドピンの長さを厳密に計測後，ピンをさらに進め，関節窩背側の骨皮質を貫く。

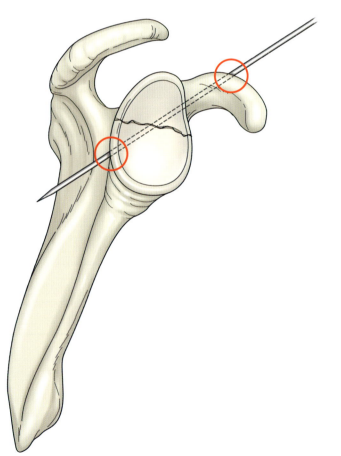

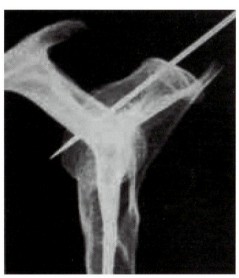

図15 Type 3骨折の仮固定

ガイドピン刺入点は烏口突起垂直部（基部）と水平部（先端部）の移行部であり，ピン先端は棘下切痕下方に達する。

4 Cannulated screw固定

ガイドピンに沿い，cannulated screwにワッシャーを付けて挿入し，手術を終了する。4.5mm径ないしは5mm径cannulated lag screwを使用する。

5 閉創

筋膜，皮下縫合のみ行い閉創する。

6 後療法

術後三角巾固定とし，術翌日より肩関節自・他動ROM訓練を開始する。ただし，術後3週にて肩鎖関節を固定しているK-wireを抜去するまでは，肩関節の挙上は90°までに制限しておく。

症例提示

・Type 3症例 図16

45歳，男性。高所より転落し受傷。肩鎖関節脱臼を合併した。まず肩鎖関節を徒手整復し経皮的にK-wire固定後，本法にて烏口突起を含む関節窩骨折を整復固定した。術後3週にてK-wireを抜釘。順調に骨癒合が得られた（JOA score 100点）。

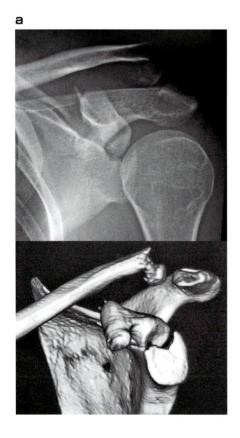
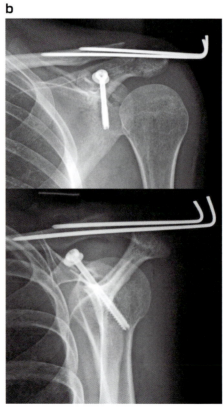

図16 Type 3骨折
a：術前。肩鎖関節脱臼を合併。
b：術後。肩鎖関節脱臼を徒手整復し経皮的K-wire固定後，烏口突起を含む関節窩骨片をcannulated screwで固定した。

文献
1) Ideberg R, Grevsten S, Larsson S. Epidemiology of scapular fractures. Incidence and classification of 338 fractures. Acta Orthop Scand 1995 ; 66 : 395-7.
2) Cole PA, Gauger EM, Schroder LK. Management of scapular fractures. J Am Acad Orthop Surg 2012 ; 20 : 130-41.
3) Brodsky JW, Tullos HS, Gartsman GM. Simplified posterior approach to the shoulder joint. A technical note. J Bone Joint Surg Am 1987 ; 69 : 773-4.
4) Goss TP. Double disruptions of the superior shoulder suspensory complex. J Orthop Trauma 1993 ; 7 : 99-106.

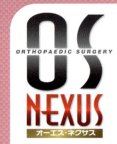

I. 肩・上腕

外傷性肩関節不安定症に対するBankart修復術および烏口突起移植術（Latarjet法）

北海道大学病院整形外科　船越　忠直

Introduction

術前情報

●適応と禁忌

①2回以上の脱臼，②外傷歴，③大きな骨欠損，④若年（25歳以下），⑤保存療法に抵抗性であること，⑥活動性が高いこと，などを本法による手術療法の適応としている．随意性脱臼は基本的には適応としていない．多くの外傷性肩関節不安定症に対しては，下肩甲上腕関節靱帯（inferior glenohumeral ligament；IGHL）の修復術である鏡視下Bankart修復術が第一選択となる．本術式は，解剖学的破綻をきたした関節包靱帯の修復が目的であるため，全身弛緩性を認める場合や，関節包靱帯の菲薄化を認める場合には術後再脱臼のリスクが高くなると考えられ，著者らは直視下Bankart修復術に加えinferior capsular shiftを選択している．他にも鏡視下Bankart修復術後再脱臼のリスクとして骨性要素の破綻がある．特に前方関節窩骨欠損が横径の25％，縦径の20％を超える場合は，骨性要素の再建が必要と考えられる．著者らは，関節窩骨欠損が大きい場合，collision athletesの場合は積極的にcoracoid transfer（Latarjet法）[1]を行っている．同時にengaging Hill-Sachs lesionとよばれる大きな骨頭骨欠損にも着目すべきであり，Yamamotoら[2]が示したglenoid track conceptに従い，大きなHill-Sachs lesionがありglenoidの幅より内側に欠損があるoff-track[3]の状態に対しては，比較的大きな関節窩骨欠損がある場合は，Latarjet法を，関節窩骨欠損がないまたは小さい場合には鏡視下Hill-Sachs remplissage法（関節包および棘下筋を上腕骨頭欠損部に縫着することにより，欠損を"充填"し，かつtenodesis効果により上腕骨頭の前方偏位を防ぐ手技[4,7]）を施行している．近年，collision athletesなどリスクが高い場合には，明らかな骨欠損がなくとも鏡視下Hill-Sachs remplissage法を追加することで，再脱臼のリスクが軽減されるとの報告があり，Hill-Sachs remplissage法の適応が拡大されつつある．

●麻酔

麻酔は全身麻酔で行う．

●手術体位

著者らは，鏡視下Bankart修復術は側臥位，直視下Latarjet法はビーチチェア位で行っている．まず，仰臥位の時点で麻酔下での肩関節弛緩性について左右の肩で評価する．特に反対側は個人のもつ弛緩性の指標となると考えられる．

手術進行

鏡視下Bankart修復術＋Hill-Sachs remplissage法（Bankart修復術のみの場合は 3 後方処置を除く）

1. 体位とポータルの作製
2. 関節内病変の評価
3. 後方処置（SABの郭清，remplissage用のアンカー設置）
4. 前方関節包剥離，Bankart修復用のアンカー設置，縫合
5. Remplissageの縫合
6. 後療法

直視下烏口突起移植（Latarjet法）

1. 体位
2. 皮切－deltopectoral approach
3. Coracoid移植の準備
4. 肩甲下筋の展開と関節包切離，移植母床の準備
5. Coracoid設置
6. 関節包縫着
7. 後療法

①術前の骨欠損評価を3D-CTにて十分に行う．
②Coracoidの展開を十分に行い，術前3D-CTを参考に骨切りラインを決める．
③肩甲下筋（subscaparis；SSC）および前方関節包の展開を十分に行い，骨癒合させる母床を作製する．
④Coracoidの設置位置が適切な位置となるように（特に移植したcoracoidが関節内に出ないように）十分な注意が必要である．

外傷性肩関節不安定症に対するBankart修復術および烏口突起移植術（Latarjet法）

手術手技

鏡視下Bankart修復術＋Hill-Sachs remplissage（Bankart修復術のみの場合は後方処置を除く）

1 体位とポータルの作製 図1，図2

　側臥位は，肩甲骨関節窩面が床と平行になることを意識して，患側が上になる半側臥位で，頭側が軽度上がるように固定する．この際，胸椎を後方から支持するとよい．肩関節外転屈曲位の方向へ通常2kg程度の軽い重りとしてトラクションをかける（必要に応じて助手に牽引をかけてもらう）．

　関節窩下方の展開がよくないときには，患側腋窩に枕をはさむと肩関節（GH joint）の下方の視野空間が広がる場合がある[6] 図1．

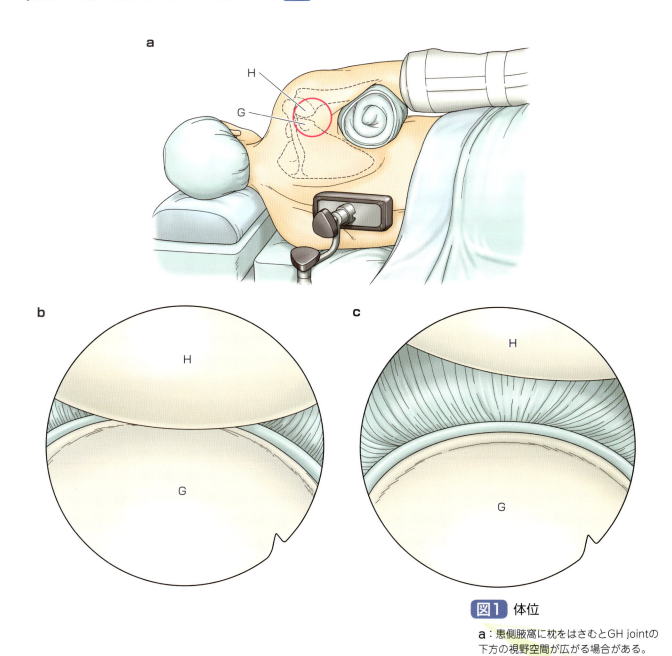

図1 体位

a：患側腋窩に枕をはさむとGH jointの下方の視野空間が広がる場合がある．
b：腋窩枕なし
c：腋窩枕あり

> **コツ&注意　NEXUS view**
> Remplissageを行う場合には後方の3つのポータル（図2の①④⑤）の位置に注意する（互いのポータルが近すぎると操作しにくい）。

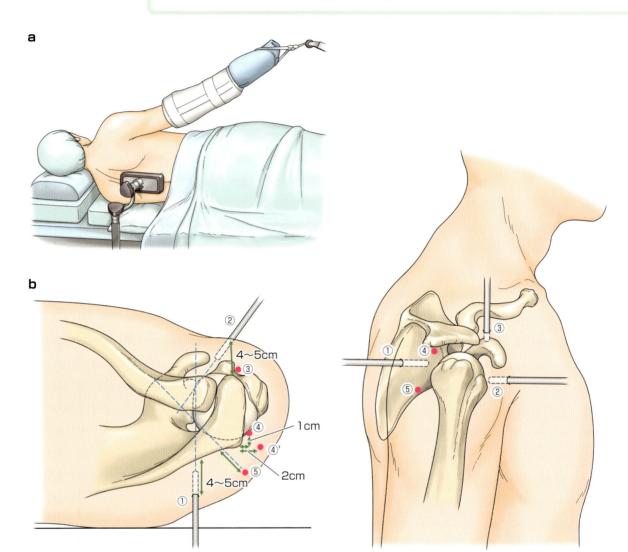

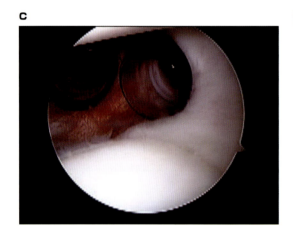

図2　ポータルの作製

a：上肢を牽引してからポータルの位置を決定する。
b：ポータルの設置位置
① 後方ポータルはglenoidの傾きと同一になるのが好ましい。特にremplissage追加の場合には縫合部と近くなると操作しにくいため、やや内側に作る。
② 前方ポータルは、可及的に下方に作製する（肩甲下筋の前方より進入し、肩甲下筋を避けるようにして肩甲下筋の上から作製する）。カニューラは続く操作を行いやすくするため、8.25mm径×70mm（Arthrex社）を挿入する。
③ 前上方ポータルは、肩鎖関節（AC joint）の前外側に作製する。この際、外側に作りすぎると関節の後方が見にくくなる。カニューラは6.25mm径を挿入する。
④ remplissageの際に後方アンカーポータルは肩峰の後外側より1cm外側、1cm前方に設置する 図4a 。
④' 関節窩へのアンカー挿入の際に後上方ポータルから下方へのアンカー挿入が容易である 図5d 。
⑤ 後外側ポータルは主にworking portalとして使用し、大結節後方に位置するようにかなり遠位に設置する。

c：前方に2つカニューラを使用する。

2 関節内病変の評価 図3

まずは肩甲上腕関節の評価，軟骨損傷，関節唇の剥離，IGHLの緊張を確認する．ポイントは，剥離している関節唇－関節包靱帯複合体の位置を確実に評価することである．主病変であるBankart lesionについては，30°斜視鏡では前上方ポータルから，もしくは70°斜視鏡を用いて必ず確認する．ときに関節窩内側にあることがあり，前上方ポータルを用いて，十分な観察が必要である．特にIGHLの損傷，菲薄化が著しい場合には後述するcoracoid transferがよい．さらにHill-Sachs lesionについても確認する 図3c．

> **コツ&注意 NEXUS view**
> Hill-Sachs lesionが内側にある場合には前上方ポータルから70°斜視鏡を用い，軽度外旋すると後方処置が行いやすいことがある．しかし，Hill-Sachs lesionが後方にある場合には後方より確認するほうが容易である．

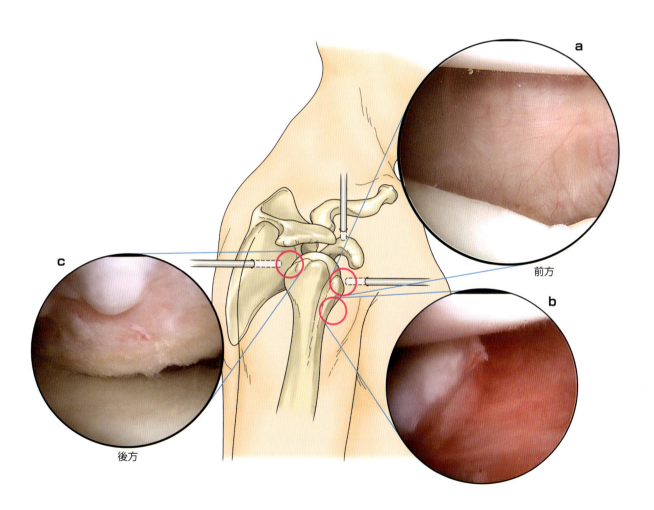

図3 関節内病変の評価
a：後方鏡視像（前方を見る）
b：前上方から見た前下方の関節包
c：大きなHill-Sachs lesion

3 後方処置（SABの郭清，Remplissage用のアンカー設置）

　SABを郭清する。後方の腱板直上には血管があることが多く，これを傷付けないように丁寧に行う。棘下筋（ISP），小円筋（TM）の位置を確認する。Nimuraら[5]の報告によれば，ISP－TMの間には比較的強固な関節包が存在するため，ここに糸をかけることを目指す 図4 。

　陳旧例では，リングキュレットなどにより，上腕骨頭骨欠損部のdecorticationを行う。通常アンカーを2本を用いてISPとTMそれぞれにマットレス縫合をしている。Joint laxityが強い場合にはIGHLを持ち上げるように下方に糸をかける。Posterior capsuleを愛護的に操作するため，著者らはカニューラを関節包に貫通させず，subacromial spaceまでに止め，アンカー挿入にはSutureTak®のPercutaneous Insertion Kits（Arthrex社）を用いている。

> **コツ&注意　NEXUS view**
> Remplissage手技を行う場合には，前方の処置を行う前にHill-Sachs lesionにアンカーを打って，posterior capsuleに糸をかけるところまで行う（先に後方を縫合してしまうと前方の操作がやりにくくなる）。

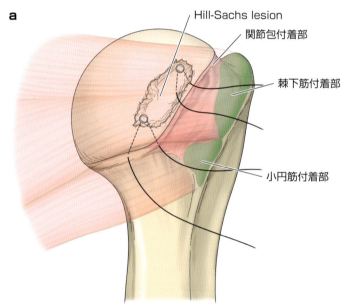

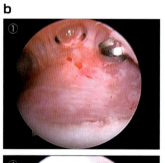
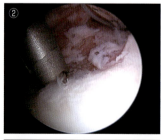
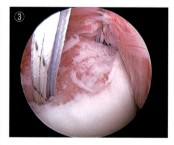
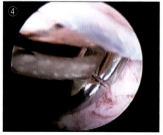
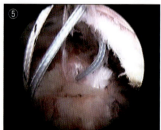

図4　後方処置
a：後方部分の関節包付着部は広い。
b：①：Hill-Sachs lesionをdecorticationする。
　②：Percutaneous Insertion Kitsによるアンカーの設置。
　③：SutureTak®を2本挿入。
　④：SABおよび関節内を確認してposterior capsuleと腱板に糸をかける。
　⑤：SABから確認して縫合できるようにしておく。

外傷性肩関節不安定症に対するBankart修復術および烏口突起移植術（Latarjet法）

4 前方関節包剥離，Bankart修復用のアンカー設置，縫合

　前方関節包を下方まで（6〜7時まで）十分にリリースすることで，最下方のIGHLに糸をかけることが容易になる 図5 。脱臼した際にIGHLは正常より弛緩していると考えられ，約1時ほど上に引き上げるように縫合する。アンカーの種類に関しては，より細い糸を用いて複数の縫合を行う方法［JuggerKnot®（Biomet社）］と，太い糸とknotlessの組み合わせによる方法［PushLock® anchor with Labral tape（Arthrex社など）］が新しく提唱されている。アンカーは通常4本を使用する。著者らは通常最下方は縫合を行い，それ以外の3本はknotless法を行っている。アンカー設置位置は，大きな骨欠損がない場合，前下方ポータルから設置できる最下方に設置する（5〜5時半）。後下方にアンカー設置が必要な場合は，後上方ポータル 図2④' から設置する。

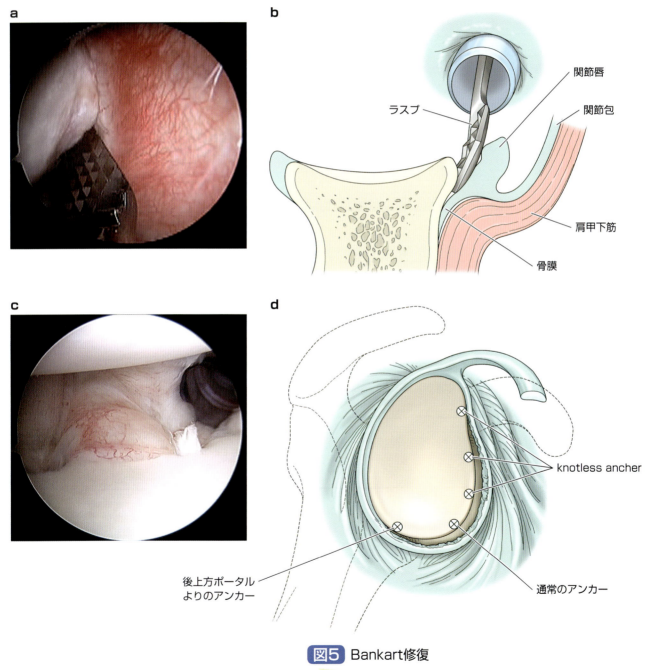

図5 Bankart修復
a, b：前上方ポータルより前下方の関節包のリリースを確実に行う。
c：後方鏡視にて関節包靱帯が十分に修復されていることを確認する。
d：関節窩のアンカー位置。

5 Remplissageの縫合

前方の処置が終了した後に，すでにカニューラ内に引き抜いてあった糸を縫合して終了となる 図6 。

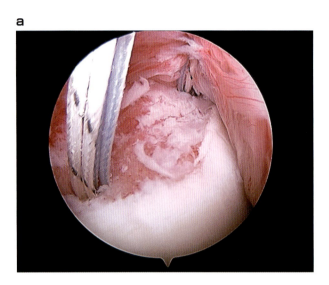
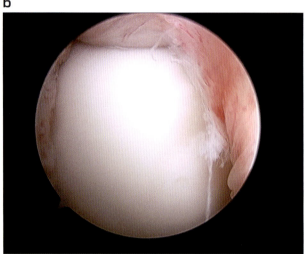

図6 Remplissageの縫合

a：Remplissage縫合前
b：Remplissage縫合後

6 後療法

基本は3週間の固定とする。Remplissageなどの追加処置を行った場合は4週間の固定とし，強い内旋位にならないように外転枕を使用している。スポーツ復帰は4〜6カ月で許可し，collision sportsでは8カ月で復帰を許可する。

直視下烏口突起移植（Latarjet法）

1 体位

スクリュー挿入がかなり内側からになることを考え，肩甲骨の動きを制限しすぎない体位を心がける。同時にスクリューはやや足側から挿入するため，ビーチチェア位では30～45°程度とする 図7 。

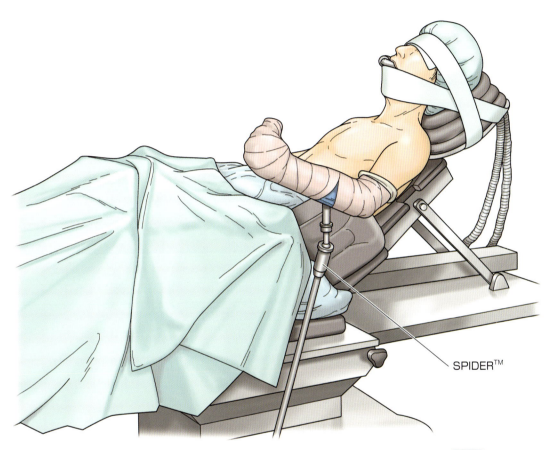

図7 体位
ビーチチェア位とする。

2 皮切 – deltopectoral approach

著者らはaxially incision（通常のopen Bankart手術，capsular shiftに用いる）よりやや近位へ伸ばす皮切（Langer皮線に沿う）を使用している 図8a 。橈側皮静脈は三角筋側へよける。近位に大胸筋への枝が複数本あり，それを凝固して三角筋－大胸筋間へ進入する。この際，三角筋を4双鉤などを用いて外側へ牽引すると橈側皮静脈がわかりやすい 図8b 。

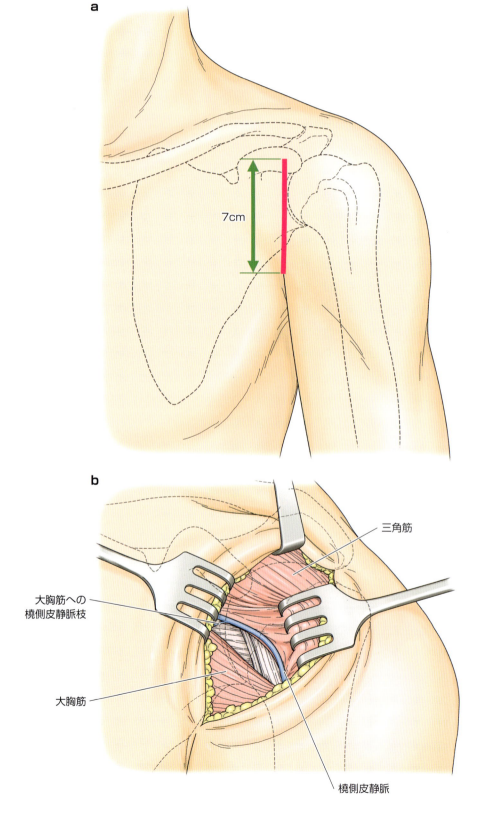

図8 皮切

a：Axially approach。腋窩皮線に沿って約7cmの皮切とする。

b：三角筋を外側へよけると橈側皮静脈を発見しやすくなる。

3 Coracoid移植の準備

　肩を軽度外転位にして烏口肩峰靭帯（CA-ligament）を確認し，1cm残してカットする。次に肩を内転位にして小胸筋をcoracoid骨表面より剥がす。オリエンテーションがつきにくい場合はcoracoidの下も十分剥離して，coracoid baseを確認できるまでリリースする。骨切りは90°ボーンソー（TPSマイクロオシュレーション）で烏口突起基部をカットし，関節窩に切り込まないように田川ノミを外側へ向けてカットする 図9a 。採取する骨の全長は20mm以上を目指す。十分な長さが採取できなかった場合はスクリュー固定を1本にする。4.0mm径cannulated screw［4.0mm cannulated cancellous screw（メイラ社）］を用いている。1.6mm径ガイドピン，3.0mm径cannulated drillを使用して，骨孔をあけておく 図9b 。骨接合する面のdecorticationを行う際に，内側が少し高くなるようにするとスクリューの挿入の角度がより外側から挿入可能となり，十分な骨接合面の接着が得られやすい。

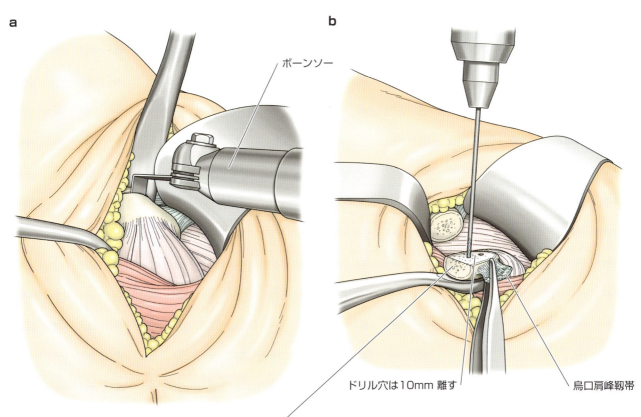

ボーンソー

内側は少し高くなるようにdecorticationする

ドリル穴は10mm離す

烏口肩峰靭帯

図9 Preparation of coracoid graft

a：Coracoidの下面を十分に展開して触れるようにしてから，骨切りの位置と角度を決定し，90°ボーンソーを用いる。必要に応じてノミ（田川ノミが使いやすい）を用いて，関節面に切り込まないように注意する。Coracoclavicle ligamentや筋皮神経，腋窩神経などに注意する。

b：Coracoidは骨接合面の軟部組織を除去し，スチールバーなどを用いて接触面のトリミングを行う。こちらのdecorticationを行ったほうから，4.0mm径cannulated screw用の1.6mm径ガイドピンと3.0mm径cannulated drillを用いて穴を2箇所あけておく（両者は約10mm離す）。この際，glenoidのdefectに合わせてトリミングを行い，ドリルはやや斜めにするとよい。体格のよい場合には3.2mm径ドリルと4.5mm径スクリューを用いる。

4 肩甲下筋の展開と関節包切離，移植母床の準備

SSCを下1/3で筋線維方向に展開する 図10 。はじめにGlenoid sideでSSCの筋成分と関節包（＊）を剥離すると容易である。

関節包を中央および内側縁でカットし，lateral baseにてopenとする（lateral based T shape）。

Glenoidのbony BankartをノミとサージアトームでGenerated十分に平らにする。この際に採取したcoracoidとマッチさせるイメージをもつ。

3mm径Kirschner鋼線（K-wire）にて内側上方を展開する（Steinmann pinでもよい）。この際に十分に上の関節包をリリースしないとK-wireが邪魔になり，設置位置が下になることがあることに注意する。

> **コツ&注意 NEXUS view**
> SSCの展開はゲルピー開創器，ツッペルなどを用いて，内側からSSCの筋成分と関節包を剥離すると容易である。

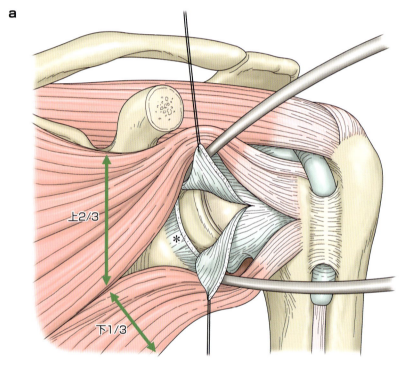

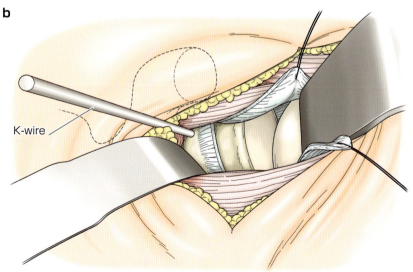

図10 肩甲下筋の展開

a：肩甲下筋下縁の前上腕回旋動脈をメルクマールにして肩甲下筋の上2/3で線維方向にsplitする。この際，glenoid直上にメーヨー剪刀とゲルピー開創器を用いてきっかけを作り，ツッペルなどで近位（内側）側から上下に剥がすとよい。著者らは，capsular shiftを同時に行っているので，lateral based T shapeに関節包を切離し2号ETHIBOND®（Ethicon社）を上下にかけておく。

b：関節包は近位（内側）を十分に剥離する。さらに，3.0mm径K-wireを内側上方に打つと展開がよくなる。この際，K-wireの位置がcoracoid接触面と近すぎると，返ってgraft positionが悪くなることがあるので，十分に内側上方まで展開してcoracoid base付近に打つとよい。GH jointの展開は福田レトラクターとglenoidレトラクターを用いると便利である。

5 Coracoid設置

Coracoid設置位置は2〜5時，フラッシュに十分注意して行う 図11 。まずガイドピンを用い，その後4.0mm径×32mm×2にてスクリュー固定する。

> **コツ&注意 NEXUS view**
> Coracoid設置の際，軟骨が比較的保たれている場合には軟骨下骨の厚みの分だけ内側に設置しないと，術後CTにて思いのほか関節面側（外側）に設置されていることがある。

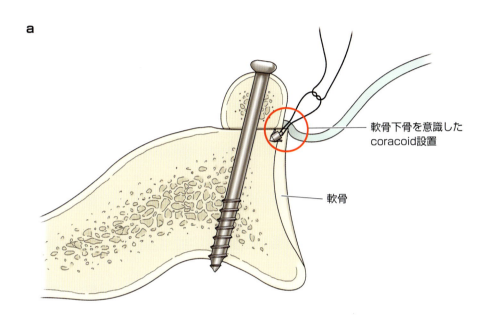

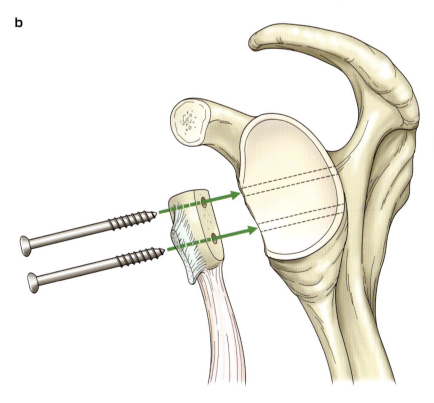

図11 Coracoid processの固定

Coracoidの位置が最も重要な部分といえる。位置が外側に寄りすぎると術後の関節症性変化の原因となる。内側に寄りすぎると十分な制動効果がなく，骨吸収の原因となる。理想的には，前方の骨欠損部を補うように骨移植を行うが，下に設置されてしまうと下方のスクリューが十分に効かないおそれがあるため，やや上方に設置し，ややスクリューを打ち上げるようにスクリュー挿入を行うほうが安全である。スクリューの長さは一般的には30〜35mm程度であり，著者らはbicorticalに固定することが多いが，肩甲上神経を傷付ける危険性があることに留意すべきである。

6 関節包縫着

軟部組織による安定化および移植されたcoracoidが関節外となるように軽度のcapsular shiftを行う 図12 。

SutureTak®（Arthrex社）×2〜3 をoriginal glenoidに入れ，capsuleを縫合し，やや下から上に関節包を持ち上げるようにshiftして，肩関節外転30°，外旋30°の肢位にて縫合する．この操作によりbone blockを関節外とする．さらにCA-ligamentは，関節外より補強となるように縫合する．

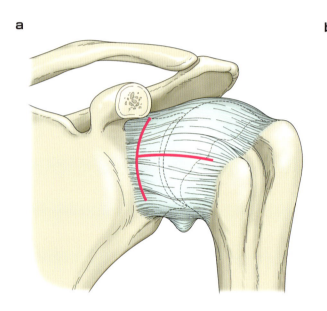
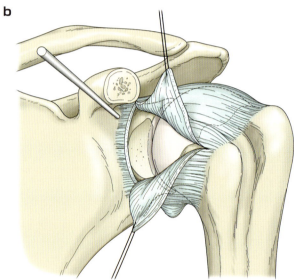
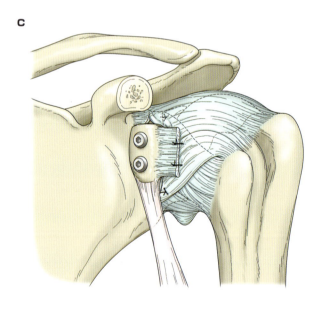

図12 アンカーを用いたcapsular shift

移植したcoracoidが関節外になるため，またcapsuleの縫縮による制動効果を期待するため，関節包は必ず縫合している．アンカーは通常2〜3個用いる．まず下方の関節包を引き上げるようにして縫合し，その後，上方の関節包を重ねるようにして縫合する．さらにあらかじめ10mm残しておいたCA-ligamentを重ねて補強とする．

7 後療法

術後は4週間の固定とする。特に肘自動屈曲を強くすると移植したcoracoidに負荷が加わるので十分に注意する。骨癒合が得られる3～4カ月まではスポーツ復帰の制限を行っている。

> **トラブル NEXUS view**
>
> 体格のよい運動選手では筋肉量が多いため術野が深くなり，スクリューの挿入がどうしても外側からとなり，そのためcoracoidと母床にgapができることがある。内側まで十分に展開すること，あらかじめ設置の位置をイメージしてcoracoidの骨接触面を作製するとよい。

文献

1) Latarjet M. Treatment of recurrent dislocation of the shoulder. Lyon Chir 1954；49：994-7.
2) Yamamoto N, Itoi E, Abe H, et al. Contact between the glenoid and the humeral head in abduction, external rotation, and horizontal extension：a new concept of glenoid track. J Shoulder Elbow Surg 2007；16：649-56.
3) Di Giacomo G, Itoi E, Burkhart SS. Evolving concept of bipolar bone loss and the Hill-Sachs lesion：from "engaging/non-engaging" lesion to "on-track/off-track" lesion. Arthroscopy 2014；30：90-8.
4) Purchase RJ, Wolf EM, Hobgood ER, et al. Hill-sachs "remplissage"：an arthroscopic solution for the engaging hill-sachs lesion. Arthroscopy 2008；24：723-6.
5) Nimura A, Kato A, Yamaguchi K, et al. The superior capsule of the shoulder joint complements the insertion of the rotator cuff. J Shoulder Elbow Surg 2012；21：867-72.
6) Burkhart SS, Lo KY, Brady PC, et al, Authors. The Cowboy's Companion：A Trail Guide for the Arthroscopic Shoulder Surgeon. Philadelphia：Lippincott Williams & Wilkins；2012.
7) Boileau P, O'Shea K, Vargas P, et al. Anatomical and functional results after arthroscopic Hill-Sachs remplissage. J Bone Joint Surg Am 2012；94：618-26.

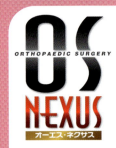

I. 肩・上腕

陳旧性肩関節脱臼に対する手術療法

東邦大学医学部整形外科学　池上　博泰

Introduction

術前情報

　陳旧性肩関節脱臼の定義はいまだ一致した見解はないが，Roweら[1]が提唱する，「受傷後3週以上脱臼位で経過したもの」とする考えが一般的である[2~4]。肩関節脱臼が陳旧例になる原因について，前方脱臼では，①整復後再脱臼，②痙攣発作などの意識障害，③接骨などでの治療，④医療機関の誤診など，さまざまであるが，後方脱臼ではほとんどが医療機関での誤診であることを，著者ら[5]は報告した。また陳旧性となった例は，高齢者のみならず60歳未満の青・壮年期が約半数を占めていることも報告した[5,6]。

　この陳旧性肩関節脱臼の治療法の選択に当たっては，受傷から手術までの期間が重要であることは間違いないが，従来の報告ではこの点が強調されすぎと考えている。特に脱臼後6カ月経過した例では，上腕骨頭軟骨が変性してくるというRoweら[1]の報告以来，画一的に人工肩関節置換術［人工骨頭置換術（humeral head arthroplasty；HHA），人工肩関節全置換術（total shoulder arthroplasty；TSA），リバース型人工肩関節全置換術（reverse total shoulder arthroplasty；RSA）を含む］を勧める報告が多い[7]。しかし，術式の選択は脱臼期間だけでなく，患者の背景（年齢や職業など）を考慮し，最終的には手術中に骨・軟骨の質を評価して決定するべきと考えている。また，実際の手術に当たっては，軟部組織と骨組織の両方に配慮した治療が必要である[2]。

　著者らの経験からは，まずは観血的整復固定術（open reduction and internal fixation；ORIF）を試み（特に若年者では），次に上腕骨頭，肩甲骨，腱板の状態によってHHAあるいはTSA[3]，最後の選択枝としてRSAという治療戦略で望むべきである[4]。

　ここでは，陳旧性肩関節前方脱臼に対してORIFを行う場合を中心に述べる。

●適応と禁忌

　肩関節が脱臼していても，痛みのない例や可動域制限が軽度の例もある[8~10]。また，高齢者や認知症などの他の疾患を合併しているような例，患者が手術を希望しない例では，陳旧性肩関節脱臼と診断されても，必ずしも脱臼の整復を試みないで経過観察とされることがある[11]。ただ，このような例でも受傷後5年以上経過してくると，肩関節の変形性関節症（OA）が生じることで，痛み（特に夜間痛による睡眠障害）によって，手術療法を希望する例が少なからずあることは，銘記しておく必要がある[3,4]（次頁の症例 図1 ～ 図4 ）。

●麻酔

　手術は全身麻酔で行う。術後の疼痛緩和のために超音波ガイド下での前斜角筋ブロックを併用することもある。

●手術体位

　手術体位はビーチチェア位で行い，患側の肩が手術台から出るようにするため，患者は患側寄りに仰臥位となる。また患側の肩甲骨の動きを邪魔しないように，肩甲骨の下には枕などは入れない。

手術進行

1. 皮切および展開
   ・皮切
   ・皮下および三角筋大胸筋溝の展開
   ・共同筋腱と肩甲下筋・腱の分離および烏口突起の切離
   ・肩甲下筋腱の切離
2. 前方関節包の切離と病態の確認
3. 後方関節包の切離と病態の確認
4. 後方軟部組織（腱板を含む）のストレッチ
5. 骨溝，骨孔の作製と糸通し
6. 関節包の縫合
7. 烏口突起の移植
8. 上方関節包の縫合
9. 可動性と安定性の確認
10. 肩甲下筋腱再縫着
11. 閉創
12. 術後・後療法
    ・固定法
    ・後療法

●症例提示

86歳，女性。8年前に右肩関節脱臼で手術を勧められたが，希望せず経過観察していた。約2年前から右肩関節痛が増悪し，夜間痛のため眠れなくなり，当院を紹介受診となった。単純X線写真では，右肩関節の前方脱臼と骨硬化像を伴う変形性関節症変化を認めた 図1 。MRIでは棘上・棘下筋の脂肪変性と小円筋の代償性肥大が認められ，CTで肩関節前方脱臼と肩甲骨の骨欠損が認められた 図2 。家族は高齢のため手術治療に対して反対であったが，患者自身の強い希望（一番つらいのは夜間痛で眠れないことであった）により受傷後8カ月で手術を行った。手術は肩甲骨に自家骨移植を併用したRSAを行った。手術後5カ月の時点での単純X線写真とCTでは移植した自家骨の癒合も良好である 図3 。夜間痛や運動時痛もなくなり，可動域も良好で，患者自身は手術をしてよかったと満足している 図4 。

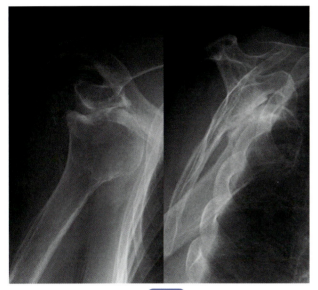

図1 初診時の単純X線像

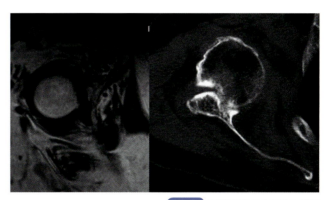

図2 手術前のMRIとCT

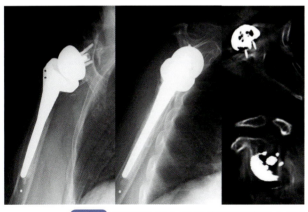

図3 手術後5カ月の単純X線像とCT

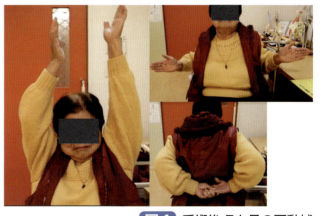

図4 手術後5カ月の可動域

❶術前3D-CTとMRIは必須である。
❷末梢神経障害の有無について必ず診察すること（65歳以上の高齢者では脱臼に末梢神経障害を伴うことが多い）。
❸陳旧例では，たとえORIFを行う場合でも，骨頭の陥没や変形に備えて人工骨頭はバックアップとして用意しておく。

手術手技

1 皮切および展開

皮切 図5

烏口突起先端の直下から，前腋窩の皮皺に沿い，わずかに腋窩に回り込み大胸筋下縁に終わる7〜8cmの縦切開を用いる。

皮下および三角筋大胸筋溝の展開

皮下脂肪を筋膜上で剥離し，近位から展開して三角筋大胸筋間を正確に分離する。近位の筋膜は鎖骨に達するまで十分切離するが，三角筋鎖骨付着部の切離はまったく必要なく，大胸筋腱の部分切離も通常は必要ない。

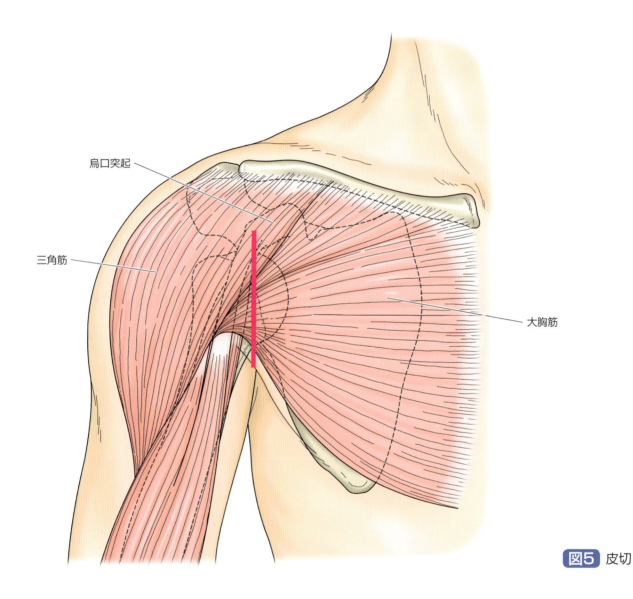

図5 皮切

共同筋腱と肩甲下筋・腱の分離および烏口突起の切離

　肩甲骨関節窩の欠損がある例や，長期間脱臼していて肩甲下筋が菲薄化している例では，Latarjet法を追加している．烏口突起の骨切りは，肩甲骨関節窩を直視下に確認してから行うこともある．

　上腕二頭筋短頭外側縁の筋膜を2～3cm鋭的に切開し，ここから共同筋腱と肩甲下筋間を剝離・展開する．

　Latarjet法を追加する場合は，烏口突起水平部の上面および外側から烏口肩峰靱帯・烏口上腕靱帯を切離する．烏口突起水平部を烏口鎖骨靱帯付着部の直前で2～2.5cm骨切りする（烏口突起を完全にフリーにしてしまうと，関節内の操作を行っている際に邪魔になるので，小胸筋腱は烏口突起を尾側に翻転する際に切離している）．

三角筋下の展開 図6

　上肢を下方に引き，烏口肩峰靱帯の前下縁から肩峰下滑液包内に入り，大結節を回り外科頸近くまで展開する．剝離した肩峰下滑液包内にリングレトラクターを入れて三角筋を外方に排除し，大胸筋腱と共同筋腱を内方へ排除する．

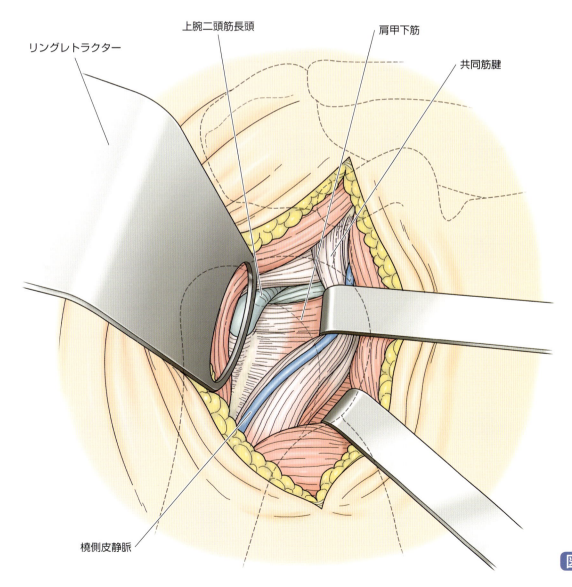

図6 展開

肩甲下筋腱の切離

　肩関節を30°外転して最大外旋位とする。肩甲下筋の筋腱移行部と，その上下の幅を確認する。肩甲下筋腱の切離は，筋腱移行部の5mm外側で上1/3〜1/2を切離する（下層の関節包を損傷しないよう特に注意する）図7。

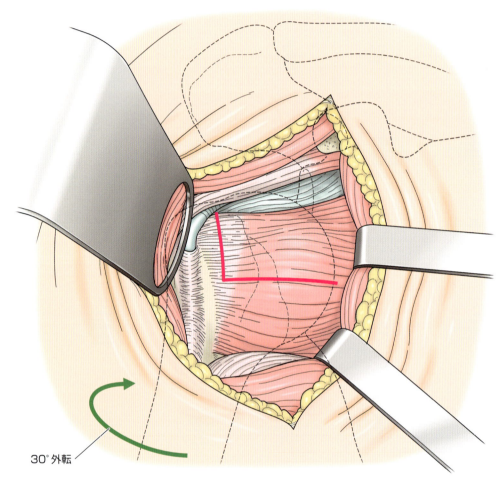

図7 肩甲下筋腱の切離

肩甲下筋の深部線維は直接関節包に付着するので，これを念頭に置いて下内方から上外方に向かって筋と関節包を剥離する。肩甲下筋と関節包の間を用手的に肩甲骨頸部まで剥離し，さらに肩甲下筋の下1/2の部分と関節包間も剥離しておく 図8 。

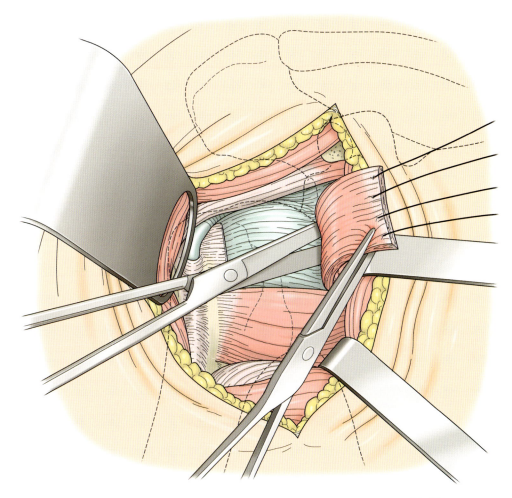

図8　肩甲下筋と関節包の切離

2 前方関節包の切離と病態の確認 図9

　骨頭の前面を強く後方に押しながら，肩甲下筋腱上縁の開口部から関節包を肩甲下筋上縁レベルで烏口突起基部まで切離する 図9a 。骨頭を後方へ押し，肩を外旋位として前方関節包を緊張させ，先に加えた横切部より関節包を関節裂隙に沿って下方へ切離する．3時を過ぎると関節包は下関節上腕靱帯（inferior glenohumeral ligament；IGHL）の存在のため急に厚くなる．通常，関節唇とIGHLの接合部分に沿って，一部関節唇をIGHL側に残すように切離する 図9b 。この切離は，Bankart lesionの範囲を確認した部分まで進める．切離部位は，関節唇外側に偏すると結果的に関節包縫縮術になり，逆に内側に偏すると出血が多く，関節唇に分布するmechanoreceptor（機械受容器）の機能も障害するので，慎重に行わなければならない．

　損傷・剥離している関節唇と健常な関節唇の境界部（通常2時辺り）で，関節唇と肩甲骨頸部の骨膜を縦切する．Bankart lesionを形成している関節唇と骨膜を，骨膜剥離子で関節窩縁から30～40mmほど剥離展開する．

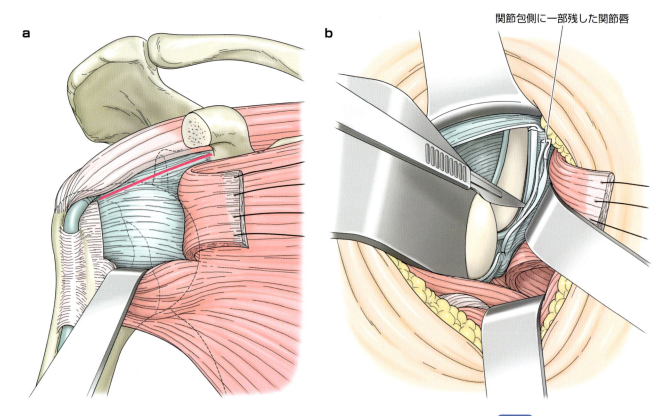

図9 前方関節包の切離

a：肩甲下筋上縁レベルで関節包を烏口突起まで切離する．
b：前方関節包は一部関節唇を関節包側に残すように切離する．

3 後方関節包の切離と病態の確認 図10

　ここで関節内の損傷および骨頭の状態を観察する。前下方に脱臼している骨頭を整復するには，短縮している後方関節包を関節唇との間で切離して，骨頭が整復されるスペースを作る必要がある。この後方関節包の切離と，さらに肩甲骨頸部後方の肩甲骨と関節包の剥離が，脱臼している骨頭の整復には最も重要である。

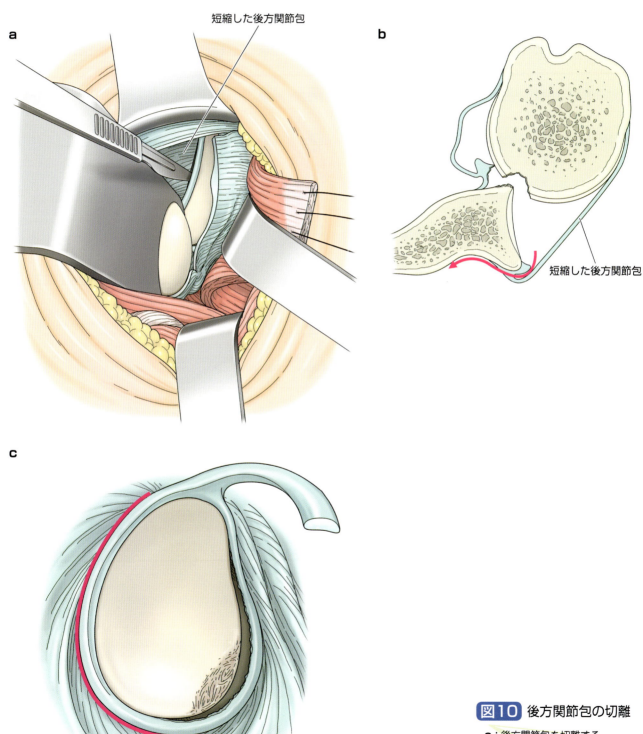

図10 後方関節包の切離
a：後方関節包を切離する。
b：後方関節包は短縮している。
c：後方関節包を関節唇の間で切離する。

4 後方軟部組織（腱板を含む）のストレッチ 図11

　後方関節包の切離と，さらに肩甲骨頸部後方の肩甲骨と関節包の剥離を十分に行っても，後方の腱板が短縮していて，骨頭を整復できるスペースが十分でないことがある。このため，図11のような操作（前方挙上90°，できる限り内旋位で，肘頭から上腕骨頭を後方へ押し込むような操作）を10〜20分かけて行い，後方の短縮している軟部組織をストレッチする。

> **コツ&注意　NEXUS view**
>
> 　ストレッチの際，中高年の女性例で脱臼期間が長い例では，軟骨下骨の骨萎縮のため骨頭軟骨の圧壊が生じることがある。そのため，この操作は愛護的に行う必要がある。骨粗鬆例や脱臼期間が長期にわたる例など，骨頭の圧壊が予想される場合には，必ず人工骨頭をバックアップとして用意しておく必要がある。

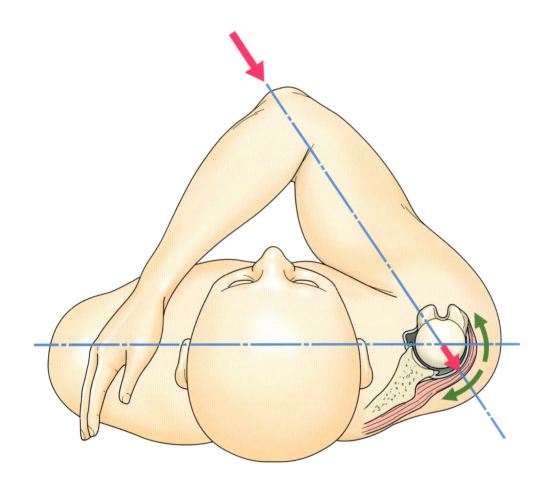

図11　後方軟部組織（腱板を含む）のストレッチ
後方関節包を切離した後，さらに後方の腱板をストレッチして骨頭を整復できるスペースを確保する。

5 骨溝，骨孔の作製と糸通し 図12

　修復操作を容易にし，関節唇と骨との再癒合を確実にするために，関節窩縁より5mm離れた肩甲頸部に2～5時半にかけて3～4mm幅の骨溝をエアトームで作製し，さらに関節窩に残っている健常関節軟骨の外縁に接して，6～9箇所に骨孔を穿孔し縫合糸を通す．

　またLatarjet法を併せて行う場合は，肩甲骨頸部前面の骨膜を剥離して，烏口突起の骨移植用の母床を作製しておく．

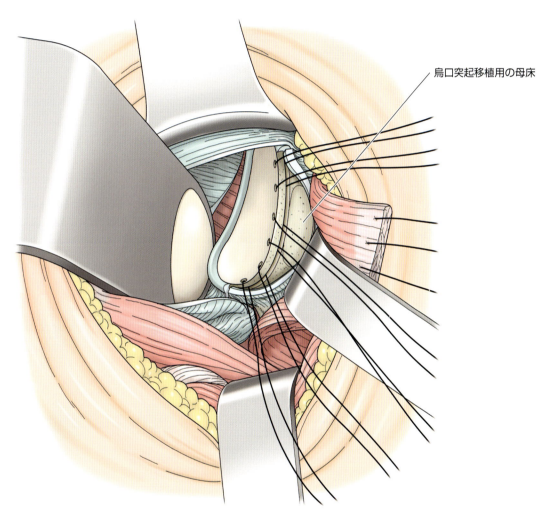

烏口突起移植用の母床

図12 骨孔の作製と糸通し

6 関節包の縫合 図13

　関節包の縫着に際しては，関節唇とともに関節包が前下方に転位していること，関節窩縁周径が正常より短縮していることを考慮して，関節包を上方に引き上げて縫着することが重要である。関節包の縫い代は5mm以内に止め，水平方向に縫縮されないように注意する。骨孔に通した糸をすべて関節包にかけた時点でリングレトラクターを抜き，骨頭を整復した状態で縫合部を寄せてみて，関節包の引き上げに無理がないかどうかを確認する（無理な引き上げを行うと縫合糸が斜めになる）。

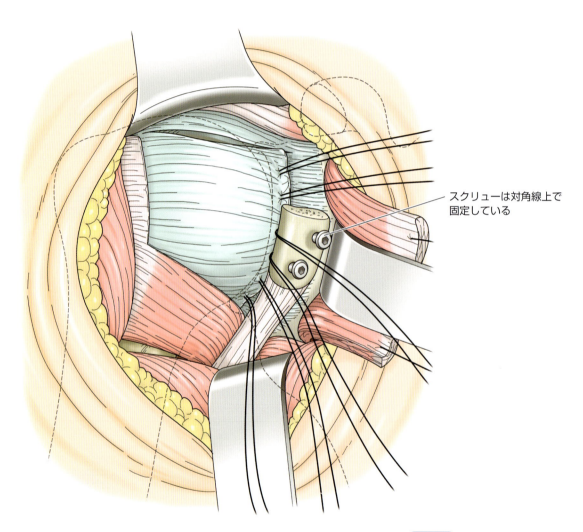

スクリューは対角線上で固定している

図13 関節唇の縫合

7 烏口突起の移植

　縫合糸を結ぶ前に，烏口突起を肩甲骨頚部へ移植する。烏口突起内側の小胸筋腱を切離し，筋皮神経に注意をして翻転する。通常，筋皮神経は烏口突起先端から5cm前後の部分を横切っている。骨切りした烏口突起下面を新鮮化し（特に骨切り部の皮質骨は，エアトームなどで十分削って肩甲骨頚部前面と合わせる），肩甲骨頚部前面に烏口突起先端が4時半の位置で，烏口突起外側面が関節窩前縁よりも1～2mm内側になるように移植する（烏口突起外側面が決して関節窩前縁よりも突出しないように注意が必要である）。通常固定には，2本のcannulated cancellous bone screwを用いている。このスクリューが必ず肩甲骨頚部後方の骨皮質を貫くように固定している。
　スクリューを完全に締める前に，Bankart修復の縫合糸を糸結びする。この際は移植した烏口突起骨片で，縫合糸がおさえつけられて緩まないように，十分滑走することを確認して縫合する。また，その際に患者の肘を持ち上げて肩関節を屈曲させ，助手に関節包のフラップを再接着部に接して引き上げさせつつ，下方の糸から結ぶ。すべての縫合糸を糸結びしてから，スクリューを完全に締めて，烏口突起と肩甲骨頚部前面を密着させる。

8 上方関節包の縫合 図14

　上方の関節包の閉鎖に当たり，引き上げられて余った関節包を腱板疎部下面に入れ，烏口上腕靱帯とおおよそ4～5針で縫合閉鎖する。この縫合に際しては，肩関節外旋位として（内旋位で糸をかけると術後外旋制限の原因となる）烏口上腕靱帯と関節包の相対する部位を確認し，さらに上方に引き上げられた関節包が緊張した位置で糸をかける。

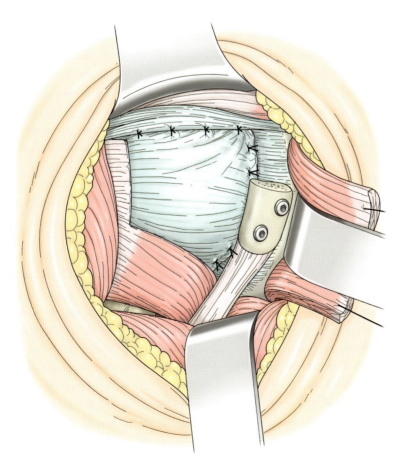

図14　上方関節包の縫合

9 可動性と安定性の確認

上方関節包の閉鎖後，術者は関節包の前面から骨頭を触知し，助手が肘関節90°屈曲位で保持しながら，30°外転位と90°外転位での重力で自然に得られる外旋角度を計測する．30°外転位で外旋45°以上，90°外転位で外旋75°以上の可動性があること，骨頭の前方へのスリップがないことを確認する．

10 肩甲下筋腱再縫着

肩甲下筋は縫縮しないように注意し，元の位置に端々縫合する．

11 閉創

三角筋下にドレーン（持続吸引の設置）を留置し，三角筋大胸筋間の筋膜を2～3箇所縫合する．皮下脂肪と真皮層を密に縫合したうえ，真皮を細い白糸か透明糸で連続縫合し，皮膚を3Mテープ（3M社）で寄せる．

12 術後・後療法

固定法

肩関節は下垂位・機能的中間位で固定する．従来は中間位固定装具を用いていたが，現在は使用していない．持続吸引は24～48時間留置しておく．

後療法

術後2～3日目に固定を除去して，stooping exerciseを開始するとともに，書字および食事動作を許可する．事務系の仕事には7～10日目に復帰させる．3週経過後90°までの挙上を許可し，6週経過後に自動運動および日常生活動作の制限を解除する．セラバンド（D&M社）による筋力訓練も開始する．8週経過後に車の運転を許可し，水泳（平泳ぎ）を訓練として行わせる．3カ月経過後に可動域制限が強い場合には，1日2～3回家庭内の自助的他動的訓練を行わせる．コンタクトスポーツへの復帰は，可動域と周囲筋力の十分な回復が条件となり，通常6カ月で許可している．原則として，烏口突起を固定したスクリューは骨癒合が確認できた後に抜去している（通常は1～2年後）．

症例提示

31歳,男性。転倒して受傷し,接骨院で整復操作が行われたが,疼痛が続くため受傷後3カ月で近医を受診した。脱臼を指摘されて手術を勧められたが,怖くなり再度接骨院で治療を行っていた。疼痛が続くため再度近医を受診し,受傷後7カ月で当院を紹介受診した。単純X線像およびCTで肩関節前方脱臼が認められた 図15 。

31歳という年齢と,疼痛が続くために受傷後8カ月で手術を行った。人工骨頭置換術も用意はしていたが,術中の上腕骨頭の軟骨変性は受傷後8カ月のわりには比較的良好であったので,観血的整復固定術を選択した。後方関節包の十分な剥離操作を行って整復操作を行った後,Bankart修復術,さらに肩甲下筋が菲薄化していたので,Latarjet法も併せて行った 図16 。

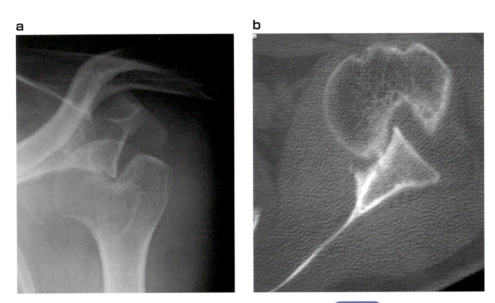

図15 手術前の単純X線像(a)とCT(b)

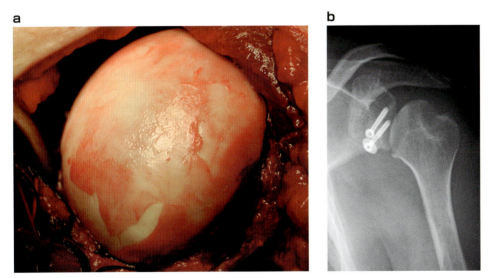

図16 上腕骨頭軟骨の術中所見(a)と術後単純X線像(b)

術後4年の時点で，単純X線像でOA変化を認めるが，疼痛もなく軽度の可動域制限を認めるのみで，JOAスコアは94点であった 図17 。現在，術後15年が経過しており，OAの進行のためJOAスコアは85点と低下したが，可動域は良好で特に追加手術を必要としていない 図18 。

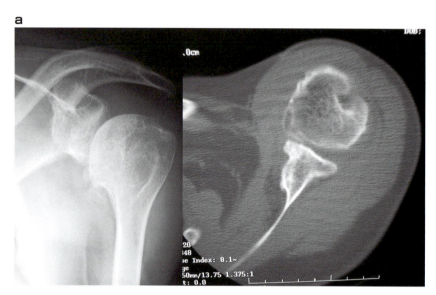

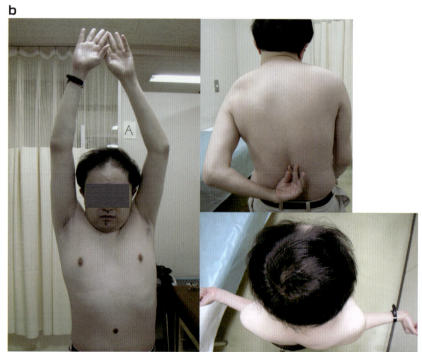

図17　術後4年の単純X線像とCT（a）および可動域（b）

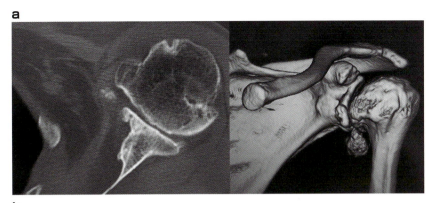
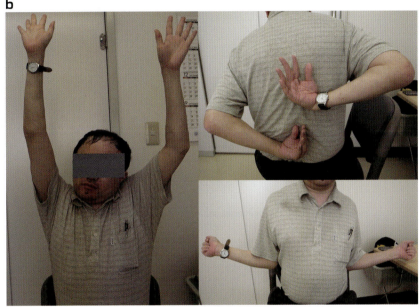

図18 術後15年のCT（a）および可動域（b）

文献
1) Rowe CR, Zarins B. Chronic unreduced dislocations of the shoulder. J Bone Joint Surg Am 1982；64：494-505.
2) 池上博泰, 小川清久, 中道憲明, ほか. 陳旧性肩関節脱臼・脱臼骨折の観血的治療. 肩関節 2006；30：389-93.
3) 池上博泰, 松村 昇, 小川清久, ほか. 陳旧性肩関節脱臼〔骨折〕に対する人工骨頭・人工関節置換術. 肩関節 2012；36：355-8.
4) 池上博泰, ほか. リバース導入後の陳旧性肩関節脱臼〔骨折〕に対しての治療. 第42回日本肩関節学会抄録集 2015；288.
5) 浪花豊寿, 小川清久, 吉田 篤, ほか. 陳旧性肩関節脱臼・脱臼骨折の原因と患者特性. 肩関節 2005；29：287-90.
6) Schulz TJ, Jacobs B, Patterson RL Jr. Unrecognized dislocations of the shoulder. J Trauma 1969；9：1009-23.
7) Loebenberg MI, Cuomo F. The treatment of chronic anterior and posterior dislocations of the glenohumeral joint and associated articular surface defects. Orthop Clin North Am 2000；31：23-34.
8) Arndt JH, Sears AD. Posterior dislocation of the shoulder. Am J Roentgenol Radium Ther Nucl Med 1965；94：639-45.
9) Cave E, Burke JF, Boyd R, Authors. Trauma Management. Chicago：Year Book：1974. p399-453.
10) Hawkins RJ, Neer CS 2nd, Pianta RM, et al. Locked posterior dislocation of the shoulder. J Bone Joint Surg Am 1987；69：9-18.
11) 丸山 公. 陳旧性肩関節脱臼の病態と治療. MB Orthop 1997；10（10）：55-64.

Ⅰ. 肩・上腕
上腕骨骨幹部骨折

上都賀総合病院整形外科　高畑　智嗣

Introduction

術前情報

　上腕骨骨幹部骨折は保存療法でも骨癒合率が高く，短縮・回旋変形・角状変形への許容範囲が広いので，必ずしも手術にこだわる必要はない。保存療法ではhanging castが有名だが，臥位時に骨折部が不安定となるので勧めない。シュガートング形のU字スプリントは固定性がよく着脱容易なので，治療方針にかかわらず初診時に装着するとよい[1,2]。保存療法では関節拘縮を軽減するために，急性期を過ぎたらU字スプリントは装着のまま肩と肘を少し動かしたり，途中からfunctional braceに変更したりする[2]。

　プレートは固定性がよいので早期に患肢を使用できるが，長い皮切が必要で橈骨神経の剥離を要することが多い。展開する範囲が近位2/3の場合は前方（三角筋大胸筋間から上腕筋縦切），中央1/3の場合は前外側（上腕筋と腕橈骨筋の間），遠位2/3の場合は後方（三頭筋縦切）より進入する。AO法に従い確実に整復内固定しないと遷延癒合になりやすい。骨折部を展開しない前方へのMIPO（minimally invasive plate osteosynthesis）法が注目されているが，整復不良になりやすいので注意が必要である[3,4]。

　Interlocking nail（ILN）は固定性がよく，小切開で内固定できる。一般的な順行性挿入では肩腱板の切開を要する。また上腕骨の髄腔は遠位が狭いので，ILNを十分深く挿入できない場合がある。逆行性挿入は，ILN挿入時の顆上部での骨折発生が報告されたが，挿入孔に留意すれば発生しない。近位部の髄腔は広いので，近位ロッキングスクリューは直交して2本挿入する。

　エンダー釘（ミズホ社）は独特な手技とコツを要し[5,6]，上腕骨では回旋安定性に若干不安があるため術後早期は免荷を要する。しかし近位および遠位のさまざまな挿入孔を選択できるため，骨折型によっては他の内固定法よりも有用なことがある[6,7]。

●適応と禁忌

　螺旋骨折や長斜骨折で転位が小さい場合は保存療法でも早期に骨癒合するが，早期社会復帰には手術を考慮する。横骨折や分節型骨折は保存療法の成績が低下するため，手術適応が増加する。

●麻酔

　どの手術法でも全身麻酔が確実だが，エンダー釘は伝達麻酔で可能なことがある。

●手術体位

　後方進入プレート固定や逆行性ILNでは腹臥位（肩外転90°）か側臥位（肩外転0°）が勧められる。ただし逆行性ILNは仰臥位でも可能である 図1 。

手術進行

外固定
1. 整復
2. 外固定
3. 後療法

後方プレート固定
1. 皮切，展開
2. 整復
3. 内固定
4. 閉創
5. 後療法

ILN逆行性挿入
1. 皮切，展開，開窓
2. 整復
3. 内固定
4. 閉創
5. 後療法

エンダー釘順行性挿入
1. 皮切，展開，開窓
2. 整復
3. 内固定
4. 閉創
5. 後療法

上腕骨骨幹部骨折

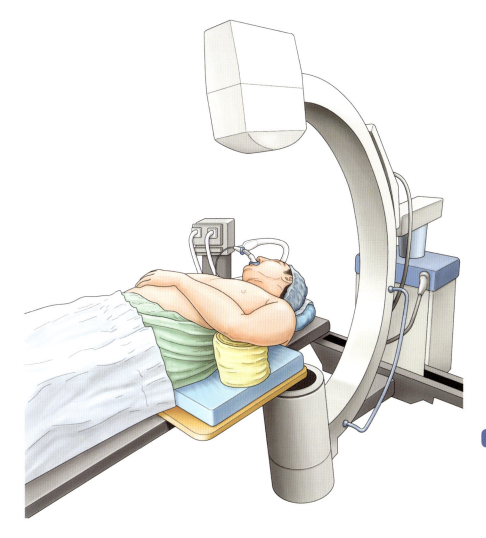

図1 逆行性ILNは仰臥位でも可能

手術台の外側にX線透過性の板を設置してウレタンや枕で患肢を支持する。

Fast Check

外固定
1. 上腕骨骨幹部骨折は保存療法でも好成績である。
2. 治療方針にかかわらず，初診時にまずU字スプリントを装着する。
3. 骨折部から顆部を包むようにモールディングして変形を矯正する。

後方プレート固定
1. プレート固定は骨折部位により体位と進入路が異なる。
2. 長い皮切が必要で橈骨神経の剥離を要することが多い。
3. AO法に従い確実に整復内固定する。

ILN逆行性挿入
1. 固定性がよく肩腱板を損傷しないが，術中の骨折発生のために敬遠されている。
2. ILNは手で軽く押して挿入できなければいけない。そのため開窓部の長径はかなり長くなる。
3. 近位ロッキングスクリューは直交して2本挿入する。

エンダー釘順行性挿入
1. 独特な手技とコツを要するが，骨折型によっては他の内固定法よりも有用なことがある。
2. 伝達麻酔で手術可能なことがある。肩腱板を損傷しない。
3. 回旋安定性に若干不安があるため術後早期は免荷する。

手術手技

> **コツ&注意**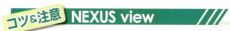
>
> **橈骨神経麻痺**
> 　橈骨神経は上腕骨骨幹部に接して走行するため，骨幹部骨折に橈骨神経麻痺を合併することがある．特に上腕骨の中1/3と下1/3の境界部外側では，橈骨神経は筋間中隔を貫通するため可動性が乏しく，同部に骨折が及ぶと神経麻痺が生じやすい．多くは自然回復するため麻痺例のすべてで神経を確認する必要はない．しかし，まれに橈骨神経が骨片間に介在することもあるので，同部の骨折で転位の大きい例では直視下に確認するほうが安全である．

外固定

1 整復

　整復には患肢の自重を利用する．患者は座位，患者自身で患肢の手部を保持させ，上体を前方かつ患側へ傾けて上腕部分を下垂させる 図2 。座位が取れない場合は，助手が前腕を保持して肘屈曲90°を維持して上腕骨の長軸方向に牽引する．

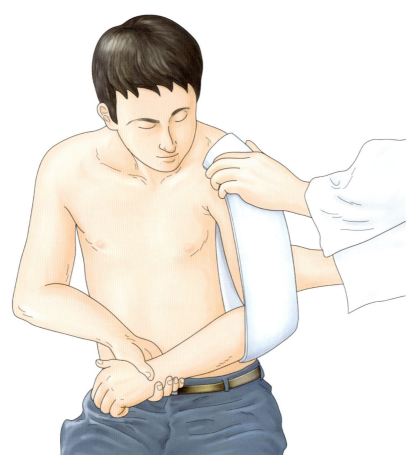

図2 U字スプリントの装着

患者は脱力して上腕を下垂する．助手にスプリントを保持してもらい，術者が包帯を巻く．

2 外固定

　上腕〜前腕の単純なシーネやhanging castでは，上腕骨近位骨片を保持できないため，骨折部が不安定で除痛も不十分となる 図3a 。シュガートング型のU字スプリントを十分モールディングすれば固定性がよい 図4b ， 図5 。フェルトパッド付きスプリント材は患肢の凹凸へのフィットがよくないので，面倒でもキャスティングテープを伸ばし重ねて綿で包む。包帯を巻いたら術者が両手で骨折部〜顆部を包むようにモールディングし，アライメント（内・外反，屈伸）を整える 図4 。スプリントが硬化した際に包帯が緩ければ，包帯をきつく巻き足す。

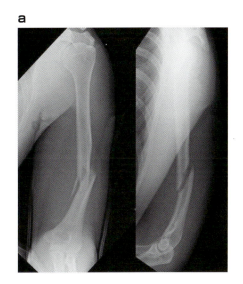
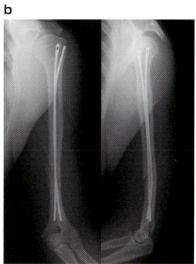
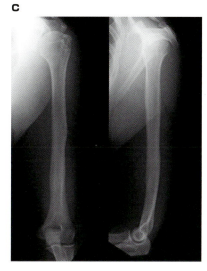

図3　症例1

25歳，男性。腕相撲で骨折した。
a：初診時。前医の外固定は短く緩い。図4b と比べると固定性の違いがわかる。
b：内固定後。皮切は肩外側部に3cmのみである。
c：抜釘後

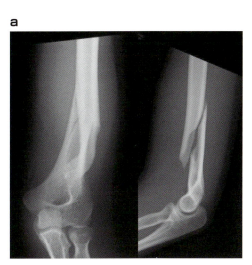
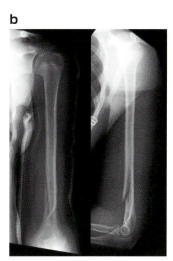
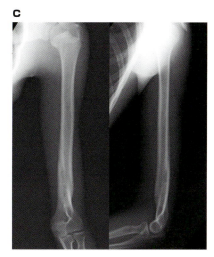

図4　症例2

14歳，女性。
a：初診時
b：上腕を下垂してU字スプリント装着
c：骨癒合後

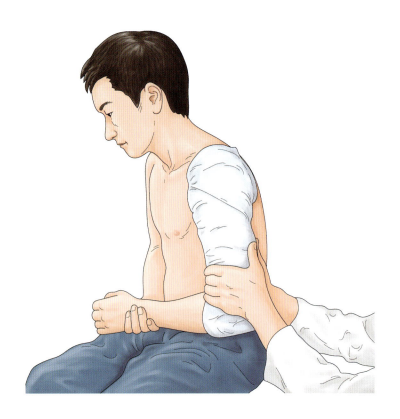

図5 U字スプリントのモールディング

上腕骨を全周で包むように意識しつつ,角状変形を整復する。

3 後療法

　三角巾は肘部を懸垂するため骨折部が短縮するおそれがある。ストッキネットで手関節部を首から懸垂し（collar and cuff），その上から衣服や装具でおさえ込んで患肢を体幹に密着させる 図6 。腫脹が軽減したら包帯を巻き直すか，U字スプリントを新調する。痛みが軽減したら，U字スプリントは装着のまま，ときどき体幹固定をはずして肘や肩の関節運動を可能な範囲で励行させる。仮骨が出現したらfunctional braceに変更してもよい。

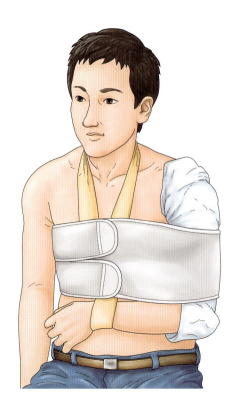

図6 Collar and cuffと体幹固定

三角巾だと骨折部が短縮するおそれがある。

後方プレート固定

1 皮切，展開

　上腕後方に正中切開，近位で上腕三頭筋の長頭と外側頭の間を鈍的に剥離し，遠位で腱膜を縦切すると内側頭が出現する。橈骨神経は内側頭の近位端近くで近位内側から遠位外側へ斜走する。橈骨神経を保護して内側頭を縦切すると上腕骨骨幹部が出現する。近位外側では橈骨神経，遠位内側では尺骨神経が近いので，鉤や鉗子の挿入には注意する 図7 。

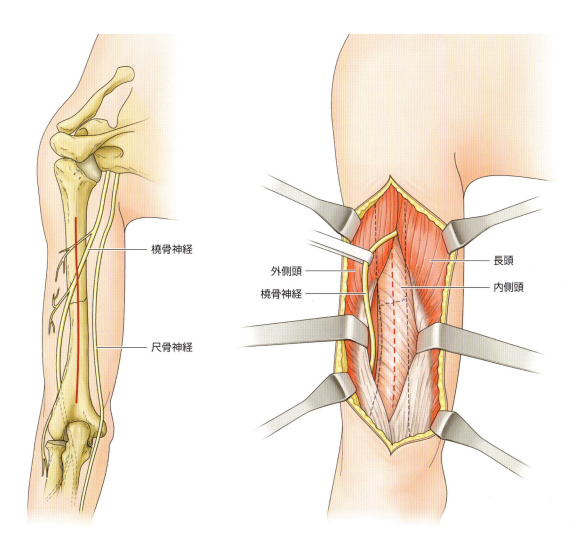

図7 上腕骨後方進入法

2 整復

整復鉗子を用いて解剖学的に整復する 図8 。横骨折の場合はプレートごと骨把持鉗子で把持する。プレートの反対側の皮質骨にgapがあってはならない 図9 。

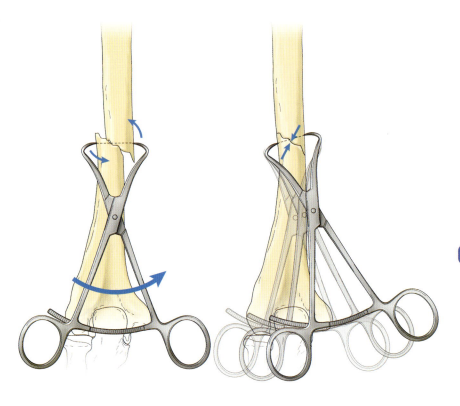

図8 ポイント付き整復鉗子で整復する

両骨片は必ず短縮しているので，整復鉗子を横径方向にかけてポイントを食い込ませてから，両骨片が長軸方向へ延長する方向へひねりつつ，骨片間に圧迫をかける。

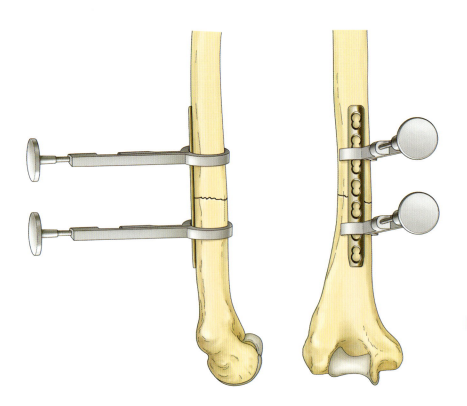

図9 横骨折の整復

プレートごと骨把持鉗子で把持する。プレートの反対側の皮質骨にgapがあってはならない。

3 内固定

　AO法に従い確実に内固定する。基本的にプレートは4.5mm Dynamic Compression Plates（DCP，4.5mm径cortical screw用）またはLarge Locking Compression Plate（LCP，5.0mm径ロッキングスクリューまたは4.5mm径cortical screw用）（ともにDePuy Synthes社），または同等品を用いる。斜骨折で可能ならラグスクリューを追加する。近位と遠位の主骨片にそれぞれ3本以上のスクリューが必要である 図10 。

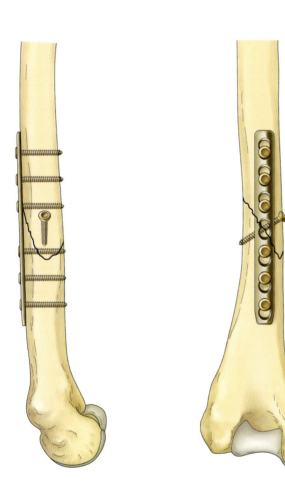

図10 プレート固定
斜骨折で可能ならラグスクリューを追加する。ラグスクリューはプレートを介して挿入してもよい。近位と遠位の主骨片に3本以上のスクリューが必要である。

4 閉創

　ドレーン留置後，三頭筋腱膜を縫合し創を閉鎖する。

5 後療法

　多くの場合，外固定も運動制限も不要である。

ILN逆行性挿入

1 皮切，展開，開窓

後方遠位正中の縦切開。上腕三頭筋を縦切して上腕骨に到達する。肘頭窩より約1cm近位に幅1cm×長さ4〜5cmに開窓する 図11 。メーカー手技書の図（1cm×2cmなど描かれている）のとおりに開窓しても，とうてい挿入できないので注意が必要である。専用の円錐型リーマーが必須で，リーマーの刃に骨くずが詰まってすぐ削れなくなるので，頻回に除去する。ILNは決して打ち込まず，手で軽く押して挿入できなければいけない。挿入時に抵抗があれば，長径を延長したり，挿入孔近位の髄腔側の角を削る 図12 。

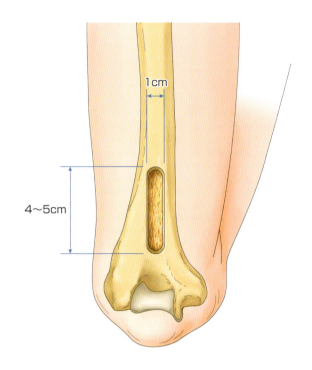

図11 逆行性ILNの挿入孔

ILNを打ち込まずに手で挿入するには，短径の4〜5倍の長径が必要である。

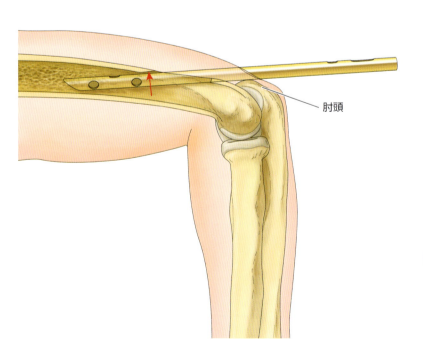

図12 ILNの逆行性挿入を側方からみる

挿入孔の裏側を削る必要がある（矢印）。ILNは肘頭をこすりながら入れる。

2 整復

　骨幹部中央の横〜短斜骨折はILNを挿入すれば整復される。しかし，長斜骨折や髄腔の広い症例ではILNを挿入しても整復されない。整復を得るには，近位骨片の長軸に一致してILNが挿入されるようにblocking pinとして一時的にK-wireを用いる 図13 。

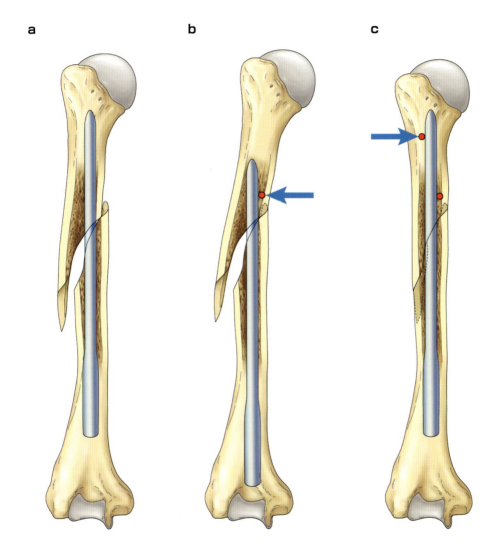

図13 整復のためのblocking pin

a：長斜骨折や髄腔の広い症例ではILNを挿入しても整復されず，図のようになりやすい。
b：骨折部の側方転位を整復して1本目のblocking pin（矢印）を挿入し，ILNをその外側に挿入する。
c：次に骨折部の角状変形を整復して2本目のblocking pin（矢印）を挿入し，ILNをその内側に挿入すると整復位で安定する。

3 内固定

遠位ロッキングスクリューはmono corticalになることが多いので2本挿入する 図14 。近位ロッキングスクリューは直交して2本挿入する。骨折部を短縮して主骨片間に圧迫をかける機能は，螺旋骨折や長斜骨折に用いると骨折部が転位することがある。

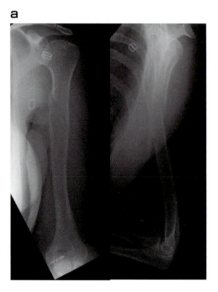
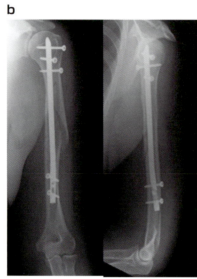
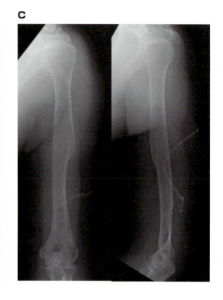

図14 症例3

52歳，女性。
a：初診時
b：内固定後。近位ロッキングスクリューは直交して挿入する。
c：抜釘後

4 閉創

ドレーン留置後，三頭筋腱膜を縫合し創を閉鎖する。

5 後療法

高齢者の螺旋骨折や長斜骨折でなければ固定性は良好で，多くの場合外固定も運動制限も不要である。

上腕骨骨幹部骨折

エンダー釘順行性挿入

1 皮切，展開，開窓

　イメージで確認して肩外側部に約3cmの縦切開を加え，三角筋と肩峰下滑液包を縦切して大結節に到達する。腱板停止部より少し遠位に3.5mm径ドリルを用いて斜めに穿孔する 図15 。

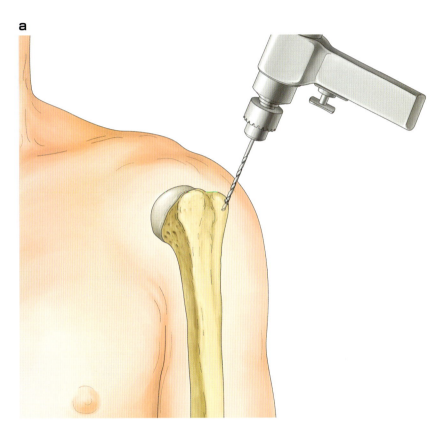

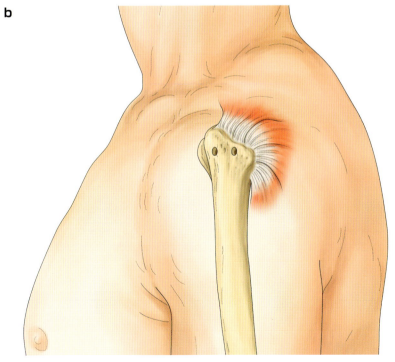

図15 エンダー釘順行性挿入時の挿入孔

a：正面像。腱板停止部より少し遠位に3.5mm径ドリルで穿孔する。
b：側面像。同一の挿入孔は避け，前後にずらして2箇所に穿孔する。

2 整復

骨折部を牽引したり経皮的に圧迫してずれを戻し，エンダー釘の先端をコントロールして骨折部を通過させる 図16 。エンダー釘が深く挿入されるにつれて骨折部は整復される。整復されない場合はエンダー釘の曲げが症例に合っていないので，引き抜いて曲げを調整する。

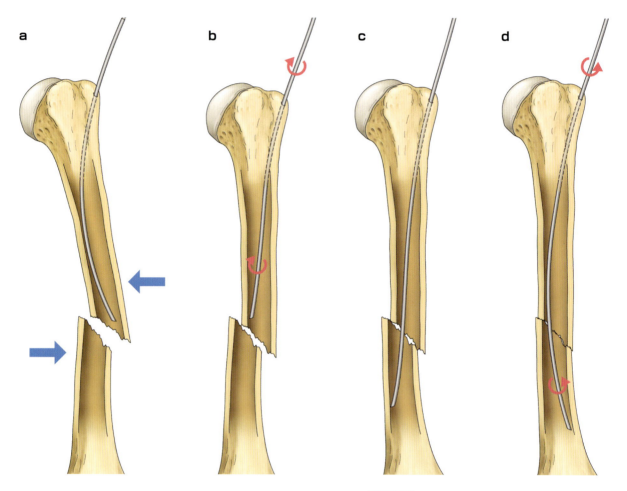

図16 エンダー釘で骨折部を通過する方法

a：骨折部を経皮的に圧迫してずれを戻す。
b：エンダー釘を回旋して釘先端を適切な方向に向ける。釘がしなるので骨を破壊することはまずない。
c：釘を進めて骨折部を通過させる。
d：釘の回旋を元に戻すと整復される。

3 内固定

　3.5mm径のエンダー釘を2本用いる。1本はC字形の曲げを調整して顆上部外側へ，1本はC字形の打ち込み器に近いほうを曲げてS字形にして顆上部内側へ挿入する 図17 。どちらを先に挿入するかは骨折型による。2本目の挿入孔は1本目の挿入孔からは前後に少し離す。エンダー釘の尾部は大結節に接するように打ち込む。尾部が肩峰下に突出するよりも髄内深くに打ち込むほうがよい（ただし抜釘時に少し手こずる）。エンダー釘の打ち込みで骨折部が離開したら，肘頭部を手で叩打して接触させる。

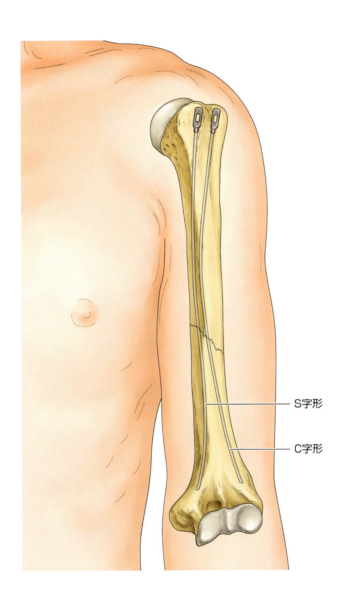

図17 エンダー釘の曲げ方

顆上部内側に挿入する釘はS字形に曲げる。釘先端の傾きに注意する。顆上部内側の釘は内側を，顆上部外側の釘は外側を向いている。

4 閉創

ドレーン留置後，三角筋の腱膜を縫合し創を閉鎖する。

5 後療法

術後は三角巾を用い，肩の振り子運動を許可するが，回旋安定性に若干不安があるため術後早期は免荷する。仮骨が出現したら肩の自動挙上を許可する。

文献
1) McRae R, Esser M著, 小野啓郎監訳. 前腕骨骨折. 図解 骨折治療の進め方. 第3版. 東京：医学書院；2008. p136-8.
2) 土田芳彦, 越後 歩. 上腕骨骨折に対するハンギングキャスト−U字スプリントからファンクショナルブレースへ. 整形外科 骨折ギプスマニュアル. 日本骨折治療学会教育委員会編. 東京：メジカルビュー社；2014. p62-7.
3) 長野博志. 上腕骨骨折（近位部, 骨幹部, 遠位部）. 達人が教える外傷骨折治療. 糸満盛憲・戸山芳昭編. 東京：全日本病院出版会；2012. p51-60.
4) 田中 正. 上腕骨骨幹部骨折. 関節外科 2012；31（10月増刊号）：34-8.
5) 高畑智嗣. 大腿骨転子下骨折 Ender法. 大腿骨近位部骨折 いますぐ役立つ！手術の実際. 佐藤克巳, 吉田健治編. 東京：金原出版；2013. p160-7.
6) 安藤謙一. 上腕骨骨折. 図説エンダー法−弾性髄内固定の手技と実際−. 町田拓也, ほか編. 東京：南江堂；1999. p123-41.
7) 丸山正吾. <上腕骨骨折> 骨幹部骨折 Ender pinによる髄内固定法. アトラス四肢骨折治療基本手技マニュアル 上. 糸満盛憲, 戸山芳昭編. 東京：全日本病院出版会；2003. p70-5.

肘・前腕 II

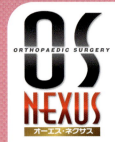

II. 肘・前腕

橈骨・尺骨骨幹部骨折
AO法の原理に基づく内固定術

札幌徳洲会病院整形外科外傷センター　辻　英樹
札幌徳洲会病院整形外科外傷センター　松井　裕帝

Introduction

術前情報

近年は生物学的内固定の概念，つまり骨折部周囲の軟部組織や骨への血行への侵襲を最小限とする骨接合法が広まっている．しかし，橈骨・尺骨骨幹部は骨幹部骨折において唯一の例外とされ，「絶対的安定」が基本となるが，軟部組織と骨への血流が重要であるという考えは軽視されるべきではない．前腕骨幹部骨折であっても，絶対的安定一辺倒ではなく，骨周囲の軟部と骨片への血流温存のため，解剖学的整復とともに骨・軟部への生物学的配慮が重要である．特に開放骨折や粉砕骨折の際に十分な配慮が必要となる．

●適応と禁忌

前腕骨幹部骨折は，橈骨と尺骨の隣接関節への影響から，解剖学的な整復 図1 とアライメント維持，早期運動による機能改善を獲得するため，両骨の絶対的安定が必要である．このため，手術療法が基本であり，保存療法は転位を伴わない骨幹部骨折で，橈骨または尺骨のどちらか一方のみの骨折の場合に限られる．ここでは汎用されるAO分類 図2 を基に治療方針を決定する．

特殊症例として，Galeazzi骨折（橈骨骨幹部骨折に遠位橈尺関節の脱臼を合併したもの），Monteggia骨折［尺骨骨折（主に骨幹部骨折）に橈骨頭脱臼を伴うもの］，Essex-Lopresti骨折（橈骨頭骨折に遠位橈尺関節脱臼と前腕骨間膜の破綻を伴うもの）に代表されるbipolar injuryがある．これら特殊症例の見逃しをしないように前腕骨幹部骨折のみならず，肘関節や手関節の単純X線像で確認するように心がける．

●麻酔

伝達麻酔下もしくは全身麻酔下で行う．

●手術体位

仰臥位で肩関節を外転して手台の上で手術を行う．一般的には駆血帯を使用する．橈骨の整復固定時は肘伸展位にて，尺骨の整復固定時は肘屈曲位で行う．

●使用インプラント

Locking Compression Plate（LCP）-small plate（DePuy Synthes社）図3 を骨折長や骨折型に応じて，AO分類22-Aや22-Bには圧迫プレートや保護プレートとして，22-Cには架橋プレートとして使用する．

手術進行

1. 皮切・展開
   ・橈骨への前方アプローチ（Henryアプローチ）
   ・橈骨への背側アプローチ（Thompsonアプローチ）
   ・尺骨へのアプローチ
2. 骨折部の整復・仮固定・内固定
   ・横骨折の場合
   ・斜骨折・楔状骨折の場合
   ・粉砕骨折の場合
3. 閉創
4. 後療法

コツ&注意 NEXUS view

開放骨折

開放骨折では皮下骨折よりも神経損傷の合併が多くみられ，術前の診察時に必ず神経麻痺の有無を調べ，神経損傷が疑われる際は，躊躇せず展開し確認するべきである．

橈骨・尺骨骨幹部骨折

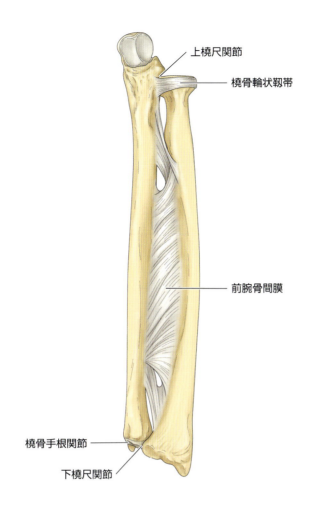

図1 橈骨尺骨の関係

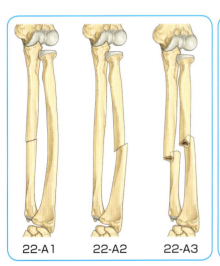
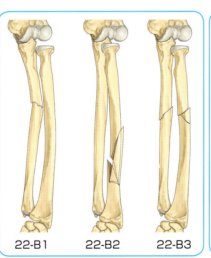
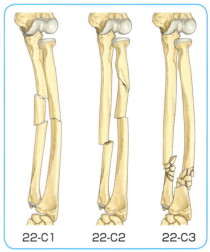

22-A	単純骨折	A1	尺骨骨折，橈骨は正常
		A2	橈骨骨折，尺骨は正常
		A3	両骨骨折
22-B	楔状骨折	B1	尺骨骨折，橈骨は正常
		B2	橈骨骨折，尺骨は正常
		B3	一方は楔状骨折，他方は単純骨折または楔状骨折
22-C	複雑骨折	C1	尺骨複雑骨折，橈骨は正常・単純または楔状骨折
		C2	橈骨複雑骨折，尺骨は正常・単純または楔状骨折
		C3	両骨複雑骨折

図2 AO分類

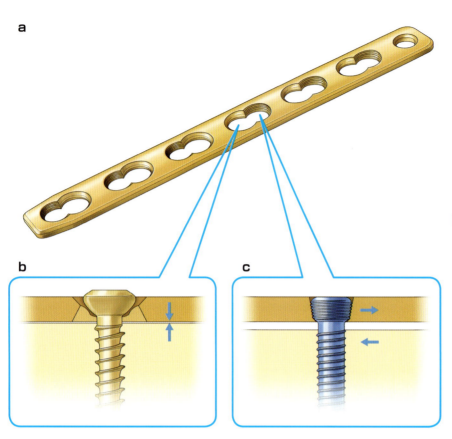

図3 LCPプレートの特徴

a：コンビネーションホールを備えたLocking Compression Plate（LCP）。LCPのコンビネーションホールには実証済みの2つの要素が組み込まれている。
b：孔の半分は，従来型のスクリューに対応したDC/LC-DCP（dynamic compression unit；DCU）のデザインを有する。
c：もう半分は円錐形で螺子山があり，locking head screw（LHS）の螺子山と嵌合して角度安定性が得られる。

AO分類に基づく骨接合の基本戦略－プレート固定による絶対的安定性の獲得

単純骨折（AO分類22-A）および楔状骨折（AO分類22-B）は可能な限りラグスクリューを用いて絶対的安定性を得る手技が推奨される。多骨片を伴う粉砕骨折（AO分類22-C）に対しては架橋プレートによる相対安定性を目標とするが，前腕機能の改善のためには骨長・回旋・骨軸のアライメントを修復することが必要である。

各主骨片には最低3本のバイコーティカルスクリューを用い6箇所の皮質骨を貫通させることが推奨されている。近年，ロッキングスクリューとコーティカルスクリューを組み合わせ，4箇所の皮質骨の貫通で骨折の固定強度は十分との報告も出てきているが，現時点では6箇所の皮質骨固定を行うことがよい。

若年者で絶対的安定固定を行う際は，ロッキングスクリューは抜釘困難とならないようにロッキングスクリューの使用をする必要はない。

❶手関節や肘関節の合併損傷に注意し，受傷早期に正確な診断を行う。
❷手術では解剖学的な整復と絶対的安定性の獲得を目指す。
❸骨癒合に不利とならないように骨膜や軟部組織の剝離を最小限とする。

手術手技

1 皮切・展開

橈骨への前方アプローチ（Henryアプローチ） 図4

　手台上，肘伸展・前腕回外位とする。橈骨骨幹部の全長を展開できるため最も汎用されるアプローチである。皮切は橈側手根屈筋の橈側縁から腕橈骨筋の尺側縁（肘窩中央）にかけての直線上に置く 図4a 。肘関節に延長する際はS字状に伸長させる。遠位は腕橈骨筋と橈側手根屈筋間を展開すると橈骨動脈が確認できる。また，腕橈骨筋の裏側に橈骨神経浅枝が同定される。同神経は橈側へ，橈骨動脈は尺側にそれぞれ避ける 図4b 。基本的に展開は遠位から近位へ進める。これは前腕遠位で腕橈骨筋と橈側手根屈筋の筋間がわかりやすく，橈骨動脈も表層を走行するため同定に苦労しないためである。展開を近位へ延長すると橈骨動脈は筋への分枝を複数出すので，丁寧に凝固止血していく。橈骨を直視するためには遠位では浅指屈筋と円回内筋の橈側で，近位では回内筋と回外筋間を切離・剥離するとよい。回外筋を切離する際は，後骨間神経を損傷しないように細心の注意を払う必要がある。損傷を回避するために前腕の回外位を保持し，後骨間神経を橈側へ避けるようにする 図4c 。

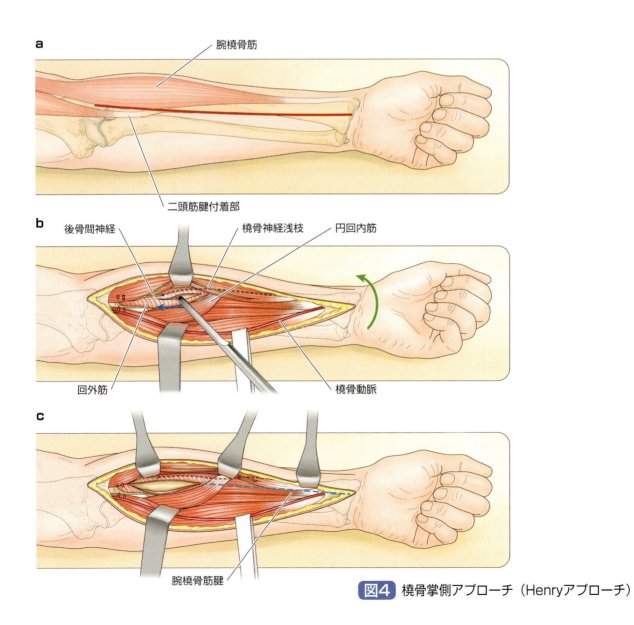

図4 橈骨掌側アプローチ（Henryアプローチ）

橈骨への背側アプローチ（Thompsonアプローチ）　図5

手台上，肘伸展回内位とする。主に橈骨遠位から骨幹部にかけての骨折に用いる。皮切は橈骨茎状突起から上腕骨外側上顆にかけての直線上に置く。短橈側手根伸筋と総指伸筋間を進入し橈骨骨幹部に到達する。より遠位では長母指外転筋付着部を剝離しプレートを設置することとなる。

> **コツ&注意　NEXUS view**
> 背側アプローチの際に橈骨神経浅枝を損傷しないように注意が必要である。近位では回外筋の下層を走行している後骨間神経の走行には注意する。

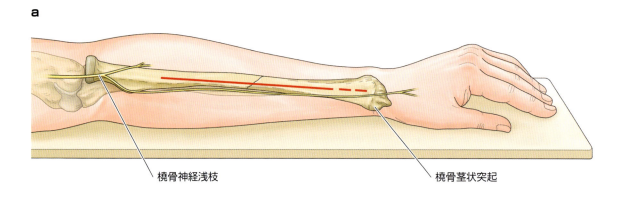

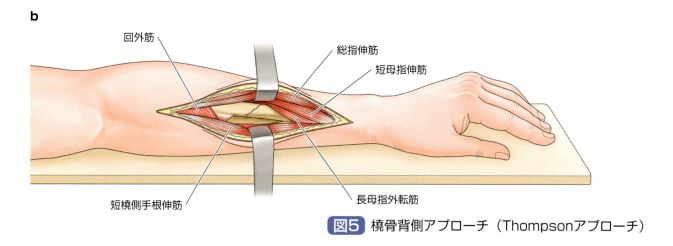

図5　橈骨背側アプローチ（Thompsonアプローチ）

尺骨へのアプローチ 図6

皮切を尺骨稜に沿って，尺側手根伸筋と尺側手根屈筋間を進入し尺骨に到達する。プレートは尺側手根伸筋など伸筋群を剝離して設置するか，尺側手根屈筋を剝離して設置するかであるが，骨折型により判断する。

> **コツ&注意 NEXUS view**
> 同一皮切での両骨折の展開は神経損傷や橈尺骨癒合症を起こす可能性が高まり，推奨できない。

a
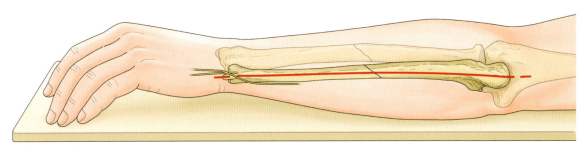

b
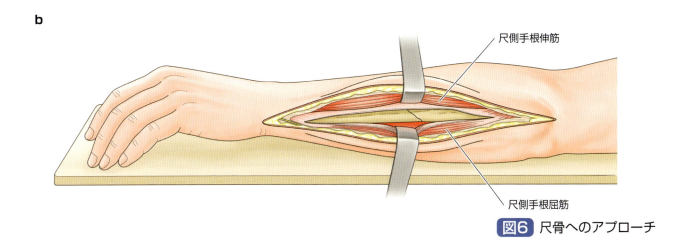

尺側手根伸筋

尺側手根屈筋

図6 尺骨へのアプローチ

2 骨折部の整復・仮固定・内固定

横骨折の場合 図7

Kirschner鋼線（K-wire）での仮固定が難しいため，プレート越しに骨把持鉗子で整復位を保持しておく。設置したプレートのスクリューホールに偏心性ドリルガイドを用いて骨片間に圧迫をかける。この際に対側の皮質骨に圧迫力を加えるため，プレートを事前に軽くベンディングしておくとよい。残りのスクリューホールにはコーティカルスクリューを中和位置に挿入する。

> **コツ&注意 NEXUS view**
> **橈骨・尺骨どちらから骨接合するか？**
> 両骨骨折の場合，単純な骨折から展開固定し，閉創した後にもう一方の骨接合を行うことが原則である。整復が困難な場合は両骨折部を同時に展開し，それぞれを整復・仮固定した後に骨接合を行うこともあるが，術前の腫脹や軟部組織の状態を考慮しなければならない。

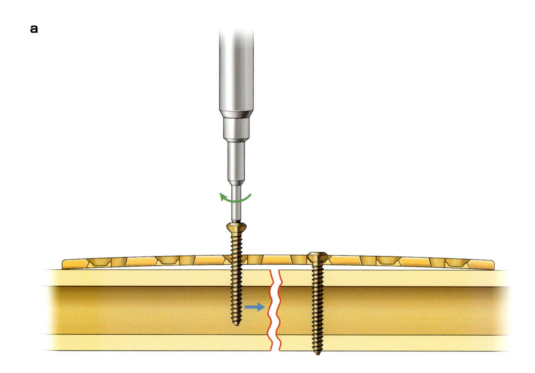

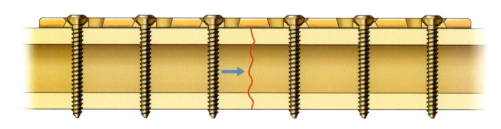

図7 横骨折の骨接合法（骨片間圧迫）
a：皮質骨スクリューを偏心性に挿入することにより，骨片間圧迫を加える。対側の皮質骨に圧迫力を加えるため，プレートの弯曲が必要である。
b：皮質骨スクリューを中和位置に挿入して骨接合術を完了する。

斜骨折・楔状骨折の場合 図8

骨膜の剥離は最小限に止め，可能であれば第3骨片に付着している軟部組織は温存を図る。骨折部はK-wireで仮固定する。この際に後に設置するプレートやラグスクリューに干渉しないように留意する。仮固定のK-wireを抜去することなく，その後の固定に移行できると手術の進行がスムーズとなる。ラグスクリュー法を用いて主骨折間の斜骨折部分や楔状の第3骨片を圧迫固定する。ここでのプレート固定はラグスクリューによる骨片間圧迫を保護する役割であり，保護プレートといわれる。プレート越しにラグスクリューを挿入し，骨片間圧迫をかけることもあるが，プレート設置部位と骨折線の関係を考慮し，最適な方法を選択する。

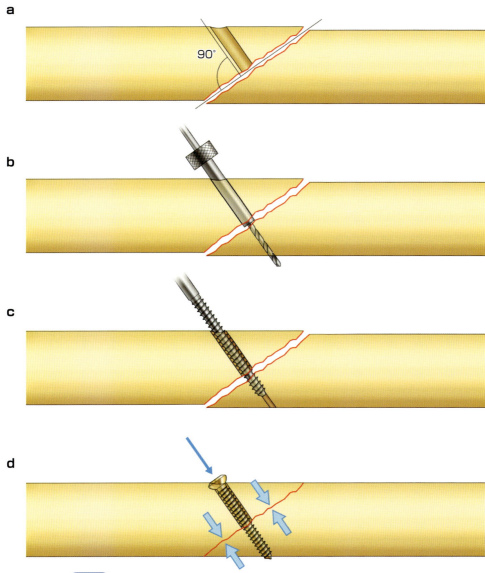

図8 ラグスクリュー法（斜骨折・楔状骨折時）

4.5mm径皮質骨全螺子スクリューを使ってラグスクリュー法で骨折を固定（機能＝骨片間圧迫）する。
a：解剖学的整復。すべり孔はスクリューの山径より少し大きい。骨折線に対して90°の角度でドリリングする。
b：適切なドリルガイドを滑り孔の中に挿入。パイロットホールはスクリューの谷径のサイズにドリルする。
c：タップを使ってパイロットホールに螺子山の溝を切る。これでパイロットホールが螺子切り孔になる。セルフタッピングスクリューを使用する場合はこの操作は必要ない。
d：スクリューを進めると，スクリューヘッドが手前の皮質骨に入って前負荷を生じる。さらにスクリューを締めていくことで骨折部が圧迫される（骨片間圧迫）。

粉砕骨折の場合　図9

前述のような絶対的安定による固定が困難である。一般的に短縮転位しているため，骨長の回復とアライメント（軸と回旋変形）の保持が重要で，粉砕した骨折部の軟部組織を傷めないようにプレートを設置し，固定する。この際は骨折範囲に対して長めのプレートを選択し，ロッキングスクリューを使用する。骨質にもよるが主骨片にはそれぞれ少なくとも3本のロッキングスクリューを使用する。プレート固定の意味としては，架橋プレートとなり，相対的安定性による固定となる。固定後には必ず可動域を確認し，前腕回内外制限が大きいようであれば回旋転位が残存しているため，内固定のやり直し［透視画像で前腕全体のアライメントの確認（特に橈骨のbowingのチェック）］を考慮する。

> **コツ&注意　NEXUS view**
> **粉砕骨折の際の回旋の目安**
> 尺骨骨幹部は骨稜を有する三角柱の形状をしており，回旋変形の指標として骨稜が利用しやすい。一方，橈骨骨幹部は近位では円柱に近くなり回旋変形の指標がないため，注意を要する。筋の付着部や骨間膜，橈骨粗面などの位置を確認し，直視下・透視下で総合的に判断する。

> **コツ&注意　NEXUS view**
> **骨欠損がある場合**
> 分節状に骨欠損がある場合は，骨長と回旋に留意しなければならず，アライメントの保持が困難である。内固定後に必ず回内・外の可動域を確認する。整復固定後に著明な制限を認める際は，再度骨接合をやり直すことを躊躇しない。

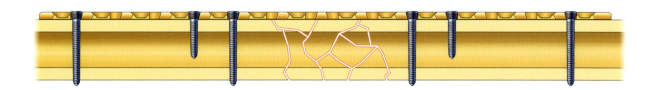

図9　粉砕骨折でのプレート固定

LCPをロッキング内固定器として使用する条件：長いプレート/固定器と，各主骨片のLHSの十分な間隔，骨折部をはさむ2本のスクリューは，プレート孔3〜4個分の間隔をあけて挿入し，応力集中を避ける。

3 閉創

切離した円回内筋や回外筋，浅指屈筋や長母指屈筋は元の位置に戻し，縫合する。筋膜は縫合する必要はない。橈骨動脈の分枝からの出血を考慮し，皮膚・皮下縫合前には駆血帯を解除するほうがよい。

> **コツ&注意 NEXUS view**
> **抜釘の目安**
> 絶対的安定性による圧迫固定を行った場合，仮骨形成を認めない一次性骨癒合となる。他部位に比べて骨癒合に時間を要し，12カ月以内の早期抜釘は再骨折のリスクが高いとされており注意が必要である。両骨の抜釘であれば18〜24カ月で抜釘後には運動や重労働の制限を加える必要がある。

4 後療法

基本的には術後外固定は不要であり，術翌日から自・他動可動域訓練を開始する。

応用編

Galeazzi骨折

橈骨の整復・固定が解剖学的になされると，多くの症例で遠位橈尺関節の整復がなされる。なおも遠位橈尺関節に不安定性が残存している際は，前腕中間位または軽度回外位でK-wireで固定する。固定期間は3週間程度である。

Monteggia骨折

尺骨の整復・固定が解剖学的になされれば，ほとんどの症例で橈骨頭は自然に整復される。つまり，陳旧例を除き，橈骨頭の（亜）脱臼が残存していれば，尺骨の整復不良を意味する。近位橈尺関節の不安定性がなお残存していれば，輪状靱帯の修復を行う。肘外側アプローチを追加するか，尺骨近位の皮切を延長し，肘筋と回外筋群の筋間より橈骨頭に進入する。

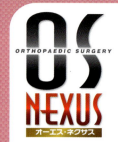

II. 肘・前腕

橈骨頭・頚部骨折
ORIF & 人工橈骨頭置換術

帝京大学医学部整形外科学　小林　誠

Introduction

術前情報

●手術適応

・手術をしなくてもよい骨折

　転位がない骨折は前腕の回内・回外に影響しないので，手術しなくてよい．わずかな転位があれば肘関節内に局所麻酔薬を注入して回内・回外可動域を調べる．

・内固定でよい骨折

　内固定で済むかどうかは，①骨頭骨片を組み立ててスクリュー固定できるかどうか，②頚部に粉砕があるかどうか，③術者の技量，の3つによって決まる．内固定の失敗例では，骨頭骨片間の再転位よる頚部の偽関節が圧倒的に多い．

・人工橈骨頭を要する骨折

　単独損傷であれば難しい骨折に内固定を行って偽関節となっても問題が小さい．Terrible triadなどの複合損傷では術後早期から橈骨頭が安定していることが望まれるので，簡単な折れ方でない場合には人工橈骨頭をバックアップで用意する．

●麻酔

　伝達麻酔と全身麻酔のどちらでもよい．

●手術体位

　橈骨頭の単独損傷であれば仰臥位でよい．患肢は患者の胸の上または手台の上に置く．肘頭骨折を合併している場合は側臥位のほうが透視を使いやすい．

手術進行

骨接合術

1. 骨折部の展開
2. 骨頭骨片の整復固定
   ・骨頭の部分骨折
   ・骨頭全体が折れている場合
3. 骨頭と頚部の整復固定
   ・頚部の不安定性が小さい場合
   ・頚部に粉砕があったり不安定な場合
4. 後療法

人工橈骨頭挿入術

1. 橈骨頭の摘出とインプラント径の決定
2. 髄腔形成
3. インプラント長の決定と試験整復
4. インプラントの組み立てと挿入
5. 後療法

❶頚部に粉砕がある場合は，面倒がらずに骨移植を行わないと偽関節になる．
❷Terrible triadでは，早期運動のできない骨接合をするよりも人工橈骨頭を用いたほうがよい．
❸人工橈骨頭の手術は簡単であるが，長すぎるインプラントを選ばないよう注意する．

手術手技

骨接合術

1 骨折部の展開

　尺側手根伸筋（extensor carpi ulnaris；ECU）と肘筋（anconeus）との間から進入するKocher進入法が有名であるが，この進入路を用いるとlateral ulnar collateral ligament（LUCL）に切り込んでしまう可能性が高い 図1 。短橈側手根伸筋（extensor carpi radialis brevis muscle；ECRB）と総指伸筋（extensor digitorum communis；EDC）との間から進入するKaplan進入法なら，進入路がLUCLより前方なので靱帯に切り込む可能性が低い。しかしECRBとEDCとの間隙はわかりにくいので，EDCの腱性部分をスプリットするEDC splitting approachが広く用いられている[1]。もともとLUCL損傷がある場合にはKocher進入法を用いて差し支えない。

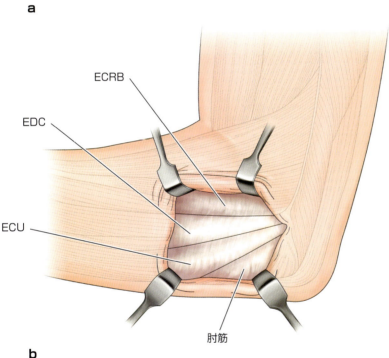

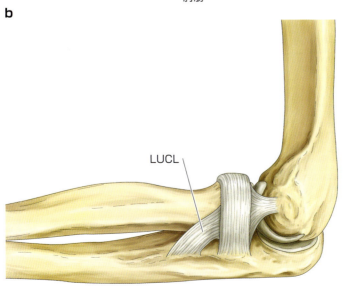

図1 骨折部の展開①

Kocher進入法では尺側手根伸筋（ECU）と肘筋（anconeus）との間に進入するが，この境目はlateral ulnar collateral ligament（LUCL：上腕骨外顆と尺骨回外筋稜をつなぐ）に近接している。短橈側手根伸筋（ECRB）と総指伸筋（EDC）の境目はわかりにくいので，EDCそのものを切開するEDC splitting approachが好んで用いられる。

関節包を展開したら，関節包と一体化した輪状靱帯を切開して橈骨頭を展開する
図2。その都度橈骨神経深枝を展開・確保する必要はないが，神経走行が近いこと
を認識し，術野から神経を遠ざけるため前腕回内位を保つ。また橈骨前面に不用意に
レトラクターを挿入しない。

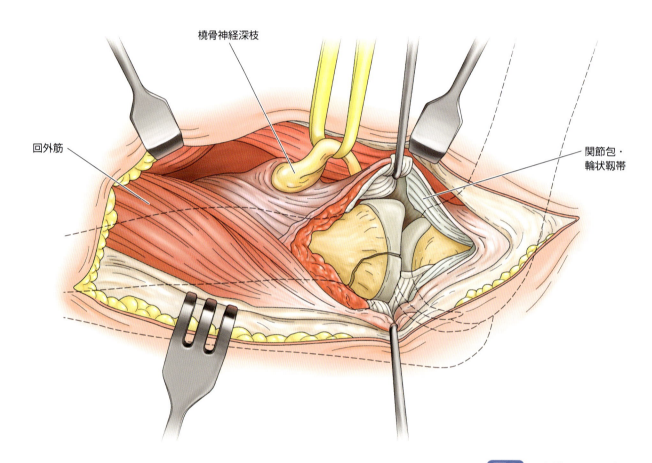

図2 骨折部の展開②

LUCLより腹側で輪状靱帯・関節包を切開する。橈骨神経深枝を術野から遠ざけるため前腕回内位を保つ。

2 骨頭骨片の整復固定

骨頭の部分骨折
　転位した骨片を母床に合わせて整復し，Kirschner鋼線（K-wire）で仮固定する。カウンターシンクした2.0mm径ないし2.7mm径のcortical screwまたはヘッドレススクリューを用いて固定する。

骨頭全体が折れている場合
　頚部での転位が小さい場合 図3 は，部分骨折と同様に骨頭を整復固定する。骨頭全体が頚部で大きく転位している場合は，いったん骨頭を摘出して体外で整復固定する。

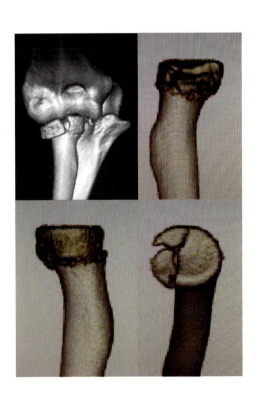

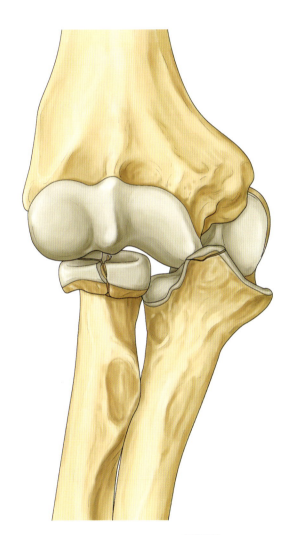

図3 骨頭全体が折れている場合の整復固定

骨頭全体が頚部からわずかに側方転位し，一部の骨片が陥没している。小さな鉤状突起骨片があるので厳密にはterrible triad injuryであるが，不安定性はさほど大きくない。

3 骨頭と頚部の整復固定

頚部の不安定性が小さい場合

骨頭骨片をスクリュー固定した後に，骨頭から頚部に向けた2.5〜3.0mm径のcannulated screw 2〜3本で固定する[2] 図4a。

頚部に粉砕があったり不安定な場合

骨質が良好であればノンロッキングプレートでよいが，不安定性が大きいほどロッキングプレート 図4b，図4c が有利である。頚部の空隙が大きければ海綿骨移植を行う。漫然と内固定を行えば高率で偽関節となる。

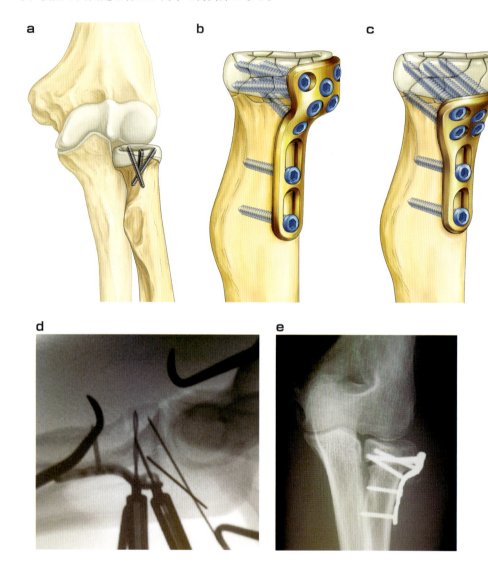

図4 不安定性が小さい場合の整復固定

a：頚部のスクリュー固定。ソリッドスクリューだと頚部皮質をとらえにくいのでキャニュレイテッドタイプを用いる。
b：Radial Head Rim Plate（Synthes社）。骨頭骨片に独立したラグスクリューを用いない場合に便利である。
c：Radial Head Neck Plate（Synthes社）。骨頭骨片を独立ラグスクリューで固定した場合はこちらのほうが干渉しにくい。
d：図3の症例の術中透視。骨頭骨片間はK-wireで仮固定のみしてある。本固定前にプレートがsafe zoneにあること（回内・回外を妨げないこと）を確認する。
e：術後4カ月

4 後療法

術後の外固定を要するかどうか，早期運動を許してよいかは，内固定の安定性と患者のコンプライアンスによる。しっかりした内固定が得られて，コンプライアンスのある患者ならば早期から着脱可能な副子を用い，患者自身で副子をはずして自動運動を行わせる。内固定が不安定で，コンプライアンスのない患者であれば，術後3週間キャスト固定してしまうこともありうる。その中間であれば，医師または理学療法士・作業療法士の監視下でのみ副子をはずして自動運動を行わせることになる。

人工橈骨頭挿入術

頚部に粉砕がある難しい骨折でも、単独損傷ならば骨接合を試みてよい。しかしterrible triadなど、肘に高度の不安定性がある場合には、不安定な内固定よりも簡単確実な人工骨頭のほうが肘機能の回復が早い。しかし最近国内でもロッキングプレートが使用可能となったので、内固定の成績が向上する可能性はある。

橈骨頭の関節面は円形ではなく楕円形であり、その中心は頚部の中心から少しずれている[3]。従って誰にでも適合する人工橈骨頭を作ることは不可能であり、バイポーラタイプかルースフィットタイプのいずれかを選択することになる。ここでは後者［EVOLVE®（Wright Medical Japan社）］の手術手技を解説する。このインプラントは各サイズのステムとヘッドを組み合わせて使うモジュラータイプとなっている。骨頭径は、18mm、20mm、22mm、24mm、26mm、28mmの6種類で、厚みはそれぞれ9mm、11mm、13mmの3種類ある。ステム径は、5.5mm、6.5mm、7.5mm、8.5mm、9.5mmの5種類で、長さがそれぞれスタンダードとエキストラロング（+4mm）の2種類ある。

1 橈骨頭の摘出とインプラント径の決定

摘出した骨頭を組み合わせてサイジングディッシュに乗せてインプラントの径を決める 図5。橈骨頭は楕円形なので、同サイズより少し小さいものを選ぶ。選んだサイズの骨頭トライアルと、組み立てた骨頭骨片を比べてみる 図6。

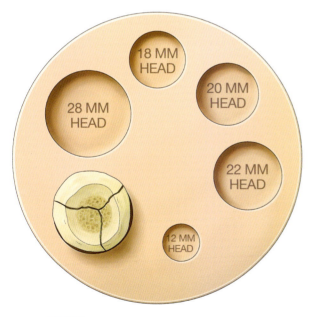

図5 サイジング/アッセンブリディッシュ
摘出した骨頭を組み合わせてサイズを測る。

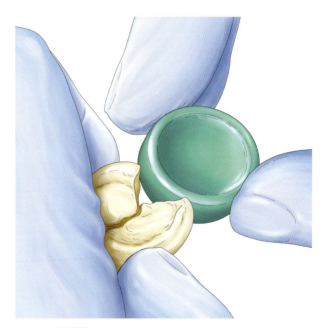

図6 骨頭トライアル
摘出骨頭を組み合わせたものと、選んだサイズの骨頭トライアルを比べてみる。

2 髄腔形成

まずステムトライアルオウルで頚部を掘り，次にステムブローチで髄腔を探りつつサイズアップしていく。無理なく挿入できるサイズを決める 図7。ステムブローチが皮質を削る感じがしたらそこで削るのをやめて，ワンサイズ細いステム径を選択する。頚部断端を平らにするネックプレーナーが用意されているが，断端はでこぼこしたままでも構わない。

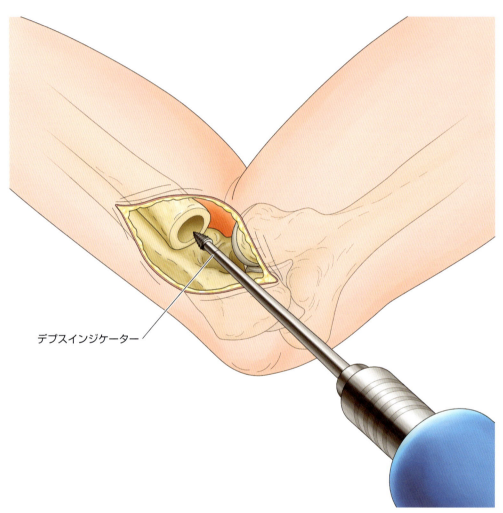

デプスインジケーター

図7 ステムトライアルオウル
オウルに描かれたデプスインジケーターのラインまで挿入する。オウルに続いてステムブローチをサイズアップしていく。

3 インプラント長の決定と試験整復

摘出した骨片の一番短い部分の長さと一致するトライアルを選択する 図8 。インプラント長は後に透視をみて最終決定するが，透視だけに頼るのは危険である。

トライアルステムハンドルでトライアルステムを把持して髄腔に挿入する。次いでトライアルヘッドハンドルをねじ込んだトライアルヘッドをステムに装着して90°ひねるとはずれなくなる 図9 。トライアルステムが回ってうまくいかなければ，体外で組み立ててから挿入してもよい。

トライアルを挿入したら透視でインプラントの長さを確認する。インプラントが長すぎた場合には肘痛や可動域制限，上腕骨小頭のびらんを生じる可能性がある[4]。

> **コツ&注意 NEXUS view**
> 本手術は比較的容易な手術であるが，このインプラント長の決定作業には最も注意を要する。

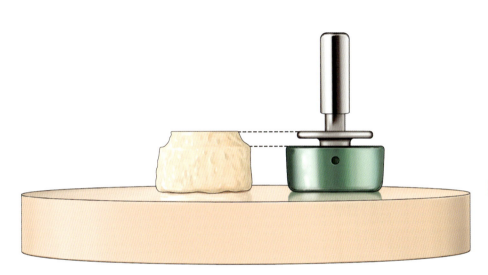

図8 頚部長の測定
摘出骨片の最も短い部分に合う長さのインプラントを選ぶ。長い部分に合わせると，頚部を多く切除しなくてはならなくなる。

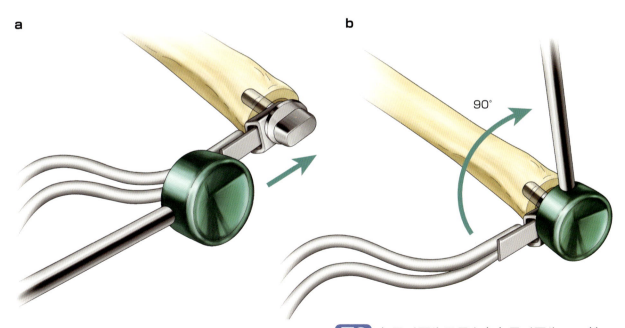

図9 トライアルステムとトライアルヘッド
先に挿入しておいたステムにヘッドをはめるようになっているが，どのみち本物のインプラントは体外で組み立てて挿入するので，トライアルも体外で組み立ててかまわない。

透視はX線ビームが橈骨骨軸に垂直に入射するようセットする。正常な橈骨頭の軟骨下骨は，隣り合う尺骨鉤状突起外側縁の軟骨下骨とほぼ同じ高さにある。人工橈骨頭は軟骨部分を含んだ大きさなので，ちょうどよいサイズを挿入するとインプラント近位端が尺骨軟骨下骨より1mm程度近位に位置することになる。至適サイズより長いトライアルを挿入すると腕尺関節裂隙の外側が広くなり，腕尺関節で上腕骨と尺骨が平行でなくなる 図10 。

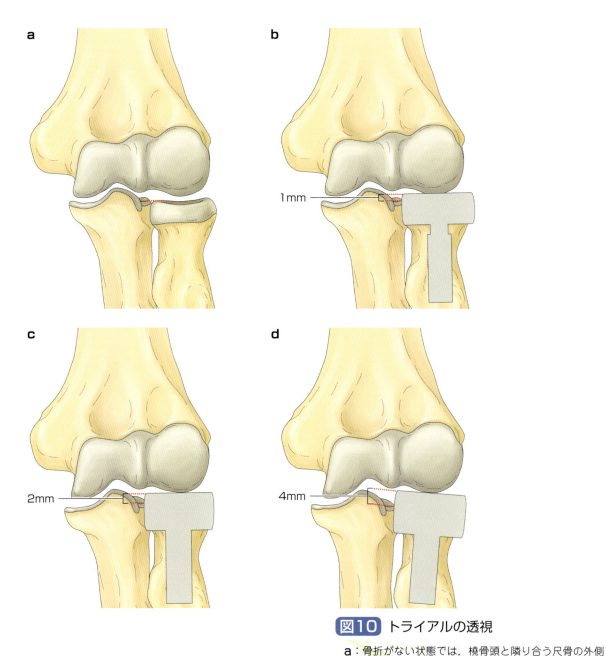

図10 トライアルの透視

a：骨折がない状態では，橈骨頭と隣り合う尺骨の外側縁で軟骨下骨の高さはほぼ等しい。
b：トライアルヘッドは軟骨の厚みを含むので，トライアルの近位端は尺骨軟骨下骨よりも1mmほど高い。
c：至適サイズより2mm長いトライアル。腕尺関節裂隙の外側が少し開いている。
d：至適サイズより4mm長いトライアル。腕尺関節裂隙の外側が大きく開いている。

4 インプラントの組み立てと挿入

本物のステムとヘッドをアッセンブリディッシュの上でインパクターとハンマーを使って組み立て，橈骨髄腔に挿入する 図11 ，図12 。挿入後に透視でインプラントが長すぎないことを最終確認する。

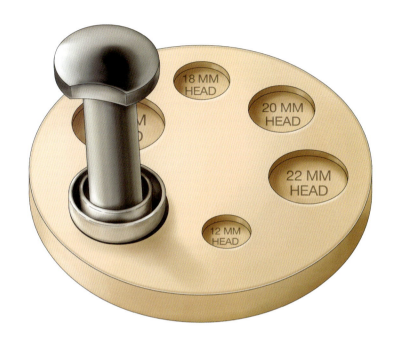

図11 インプラントの組み立て

アッセンブリディッシュの上でヘッドとステムを組み立てる。

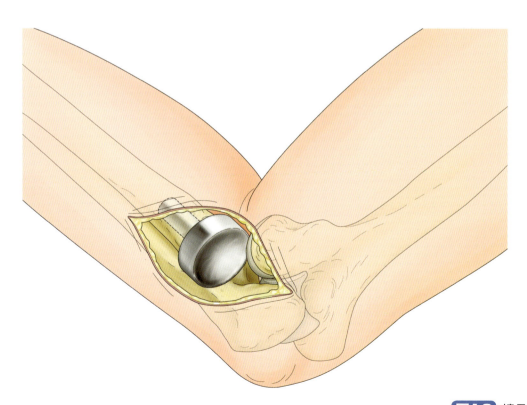

図12 橈骨髄腔への挿入

5 後療法

　人工橈骨頭は術後の早期運動に耐えるが，合併する肘の不安定性がどこまで修復できているかによって後療法は異なる．理学療法士や作業療法士と一緒に訓練しているだけでは可動域の回復は遅い．朝起きてから夜寝るまで，暇さえあれば自動屈伸を繰り返すよう指導する．ステムは年々弛みが大きくなるので，年1回X線像を撮影している 図13 ．

a

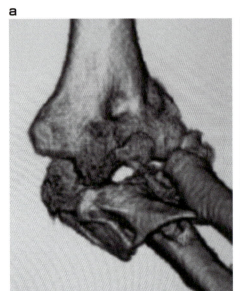
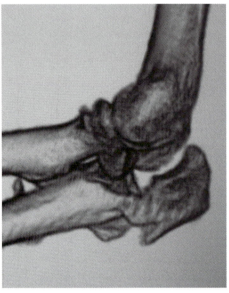

b

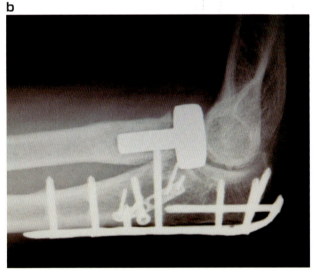
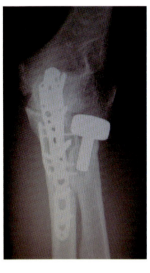

c

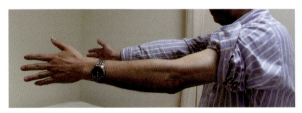
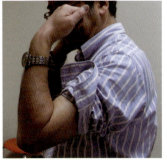

図13 症例提示
59歳，男性．
a：橈骨頭と肘頭の粉砕骨折に鉤状突起骨折を伴う．
b：術後5年．人工橈骨頭のステム周囲に透亮像がある．
c：術後9カ月の可動域．

文献
1) Desloges W, Louati H, Papp SR, et al. Objective analysis of lateral elbow exposure with the extensor digitorum communis split compared with the Kocher interval. J Bone Joint Surg Am 2014 ; 96 : 387-93.
2) Smith AM, Morrey BF, Steinmann SP. Low profile fixation of radial head and neck fractures : surgical technique and clinical experience. J Orthop Trauma 2007 ; 21 : 718-24.
3) King GJ, Zarzour ZD, Patterson SD, et al. An anthropometric study of the radial head : implications in the design of a prosthesis. J Arthroplasty 2001 ; 16 : 112-6.
4) Van Riet RP, Van Glabbeek F, Verborgt O, et al. Capitellar erosion caused by a metal radial head prosthesis. A case report. J Bone Joint Surg Am 2004 ; 86 : 1061-4.

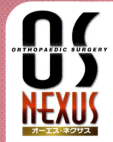

II. 肘・前腕

小児上腕骨顆上骨折

金沢医療センター整形外科　納村　直希
金沢医療センター整形外科　池田　和夫

Introduction

術前情報

　上腕骨顆上骨折は，小児の肘関節周囲骨折のなかで最も頻度が高く，遊具など高所からの転落や転倒などで手をついて肘関節が過伸展されることで受傷することが多い．骨折部の転位が大きい場合は，正中・橈骨神経麻痺や上腕動脈損傷などを合併することもあり，頻度としては高くないが開放骨折となることもある．大きな転位を伴う骨折の場合は，肘関節の腫脹は強くなり，できるだけ早期に整復固定することが望ましい．腫脹に伴う循環障害で生じるVolkmann拘縮の発生などは最も避けなければならない合併症の1つである．

　転位がほとんどない場合は，ギプス固定による保存療法で問題はないが，多くの場合は骨折部の転位を伴っており整復操作を必要とする．内反・内旋・伸展変形が残存することが多く，できる限り正確な整復を目指すには，全身麻酔が必要となる．全身麻酔下に徒手整復を行い，骨折部が安定している場合はギプス固定のみで経過をみることも可能ではあるが，より確実に整復位を保持するためには経皮的ピンニングを行うことが望ましいといえる．著者らは，整復を要する小児上腕骨顆上骨折は受傷当日に全身麻酔下に徒手整復を行い，ほぼ全例に経皮的ピンニングを行っている．ここでは，小児上腕骨顆上骨折に対する徒手整復法および経皮的ピンニングについて詳しく説明する．

●手術適応

　整復操作を要するSmith-阿部分類[1]のII型の一部，III型，IV型 表1 が経皮的ピンニングの適応となる．転位のないI型や屈曲転位を有するII型でも転位がわずかであり，徒手整復で安定しているものは肘関節を90°よりもやや鋭角にギプス固定するのみで経過をみてもよい．術前に必ず神経麻痺の有無，橈骨動脈の拍動を確認しておく必要がある．これらの確認を怠ると，術後に神経麻痺や循環障害が判明した場合，術中の整復操作や経皮的ピンニングによって生じた合併症か区別がつかなくなってしまい，その後の対処法に大きく影響が出てしまうので注意を要する．ただし，小児の場合，痛みのため手を動かさないこともあり，神経麻痺の有無を術前に確実に把握するのは難しいことも多々ある．

　徒手整復や経皮的ピンニングは肘関節の腫脹が少ないほうがやりやすく，小児の場合は仮骨形成も早いことを考えると，できるだけ受傷当日に手術を行うことが望ましい．循環障害を認める場合は，骨折部を整復固定することで改善することもあり，可能な限り早く手術を行うべきであろう．整復固定後も循環障害が改善しない場合は，上腕動脈損傷の有無を確認する必要がある．ただし，橈骨動脈は触知しないが循環状態は悪くない，いわゆるpink pulseless handの場合は，直ちに上腕動脈を確認する必要はなく，新たな循環障害の臨床症状の出現に注意して経過を観察してよい[2]．

●麻酔

　全身麻酔で行う．

手術進行

1. 徒手整復
2. 経皮的ピンニング
   ・Cross pinning
   ・Lateral pinning
3. K-wire切断端の処置
4. 後療法

●体位

　腹臥位もしくは側臥位で行う。腹臥位で行うと，健側の上肢がまったく邪魔にならないので，著者らは主に腹臥位で行っている 図1 。上腕部を上肢整復台に乗せるが，肘関節を過屈曲できる位置に体幹部の位置を調整する。小児は上肢が短いため，上肢整復台と手術台の距離が遠いと体幹部がベッドから落ちてしまう危険性があるので注意を要する。手術台からの距離ができるだけ短いアームの付いた上肢整復台を用いると便利である。麻酔器は健側にずれてもらい，頭側から手術台と平行にイメージを入れる。側面像をみるときは，Cアームを90°回転して正確な画像を得ることが良好な整復操作につながる。開放骨折で前方に開放創があり，神経血管損傷が疑われる場合は，仰臥位で神経血管束を確認し，整復操作で神経血管束をはさみ込まないよう注意して整復し，仰臥位のまま経皮的ピンニングを行うのが安全である。

I	転位がみられないもの
II	矢状面における屈曲転位が主体のもの
III	中等度の転位で骨片間に接触があるもの
IV	転位が著明で骨片間に接触がみられないもの

（文献1より）

表1 Smith-阿部による小児上腕骨顆上骨折の分類

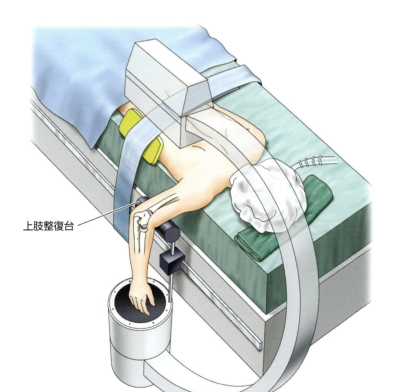

図1 体位

❶術前に神経麻痺や循環障害の有無を必ず確認する。
❷できるだけ腫脹の少ない受傷当日に徒手整復および経皮的ピンニングを行うことが望ましい。
❸内反・内旋・伸展変形が残存することが多く，できるだけ解剖学的に正確に整復することを目指す。

手術手技

1 徒手整復

　まずは，助手に上腕部を把持してもらい，十分な牽引をかける 図2 。十分な牽引をかけずにいきなり遠位骨片を屈曲させると，前方にある神経血管束を骨折部にはさみ込む危険性があるので注意する。術者は両手で背側に転位している遠位骨片を把持し，遠位骨片を軽度背屈させ遠位骨折部掌側皮質が近位骨折部背側皮質を乗り越える位置まで牽引をかける 図3 。その後，上肢整復台を支点にして，遠位骨片を屈側に押し下げるようにして骨折部を整復する 図4 。

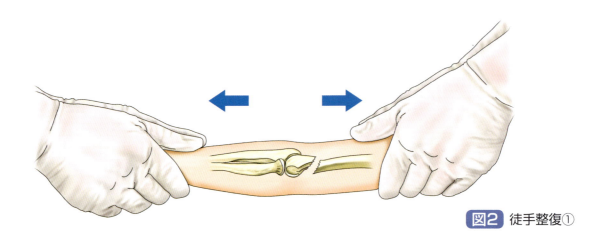

図2　徒手整復①

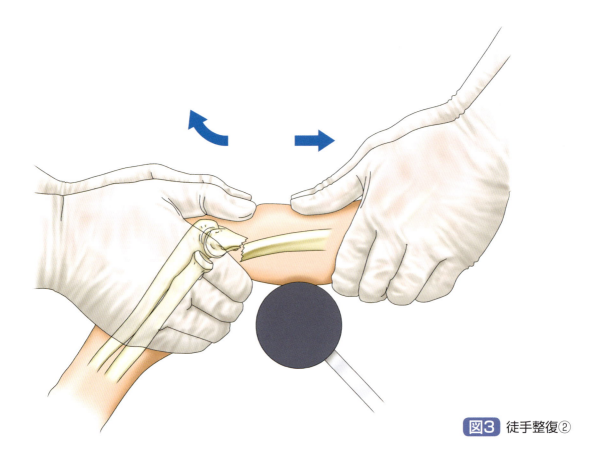

図3　徒手整復②

コツ&注意　NEXUS view

どうしても遠位骨片が骨折部近位端を乗り越えない場合は，背側から2.0mm径程度のK-wireもしくは小切開を加えてエレバトリウムを骨折部に挿入し，てこの原理で骨折部を整復する 図5 。

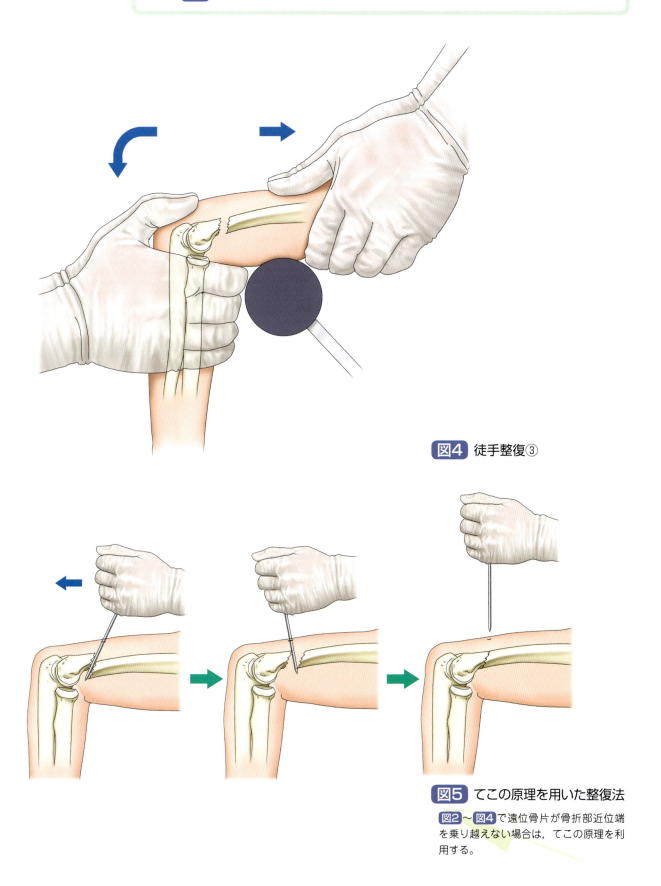

図4　徒手整復③

図5　てこの原理を用いた整復法

図2～図4で遠位骨片が骨折部近位端を乗り越えない場合は，てこの原理を利用する。

上肢整復台が支点になっているので，前腕を床に対して垂直に引き下げる力を加えておけば整復位は保持できる 図6 。この時点では，tilting angleが不足していることが多いが，これは最後に肘関節を過屈曲すれば矯正できるので，まずは内反変形や内旋変形の整復を行う。先に肘関節を過屈曲してしまうと，イメージで正面像が見にくくなるため，肘関節を過屈曲させる操作は最後に行えばよい。イメージ正面像で，骨折部近位端が正面になるように助手に上腕部を把持してもらい，術者は前腕部を床に対して垂直に牽引しながら回旋して遠位骨片の回旋変形を整復する。遠位骨片は内旋位となることが多く，遠位骨片を外旋位にすることで回旋位の整復が得られる。イメージ側面像で，骨折部近位端の前方突出，いわゆるanterior spikeを認める場合は，回旋変形が残存していることを意味しており，できる限りこれを整復する 図7 。

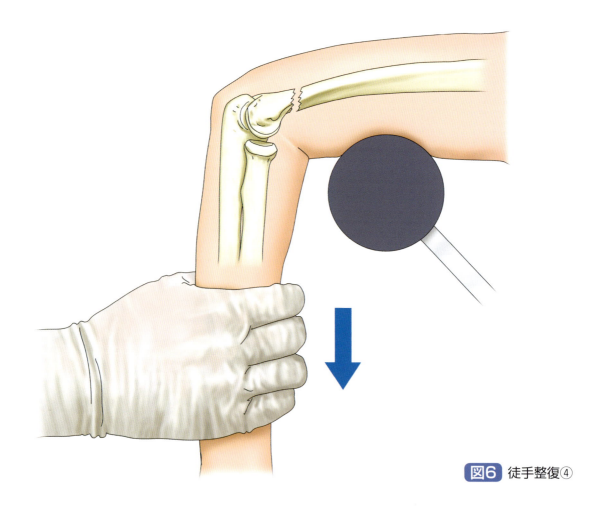

図6 徒手整復④

小児上腕骨顆上骨折

> **コツ&注意　NEXUS view**
>
> どうしても回旋変形を矯正できない場合は，上腕骨骨幹部遠位に背側からK-wireを垂直に1本刺入し，上腕近位部が回旋しないように刺入したK-wireを手で把持して，遠位骨片の回旋位を整復するとよい 図7 。

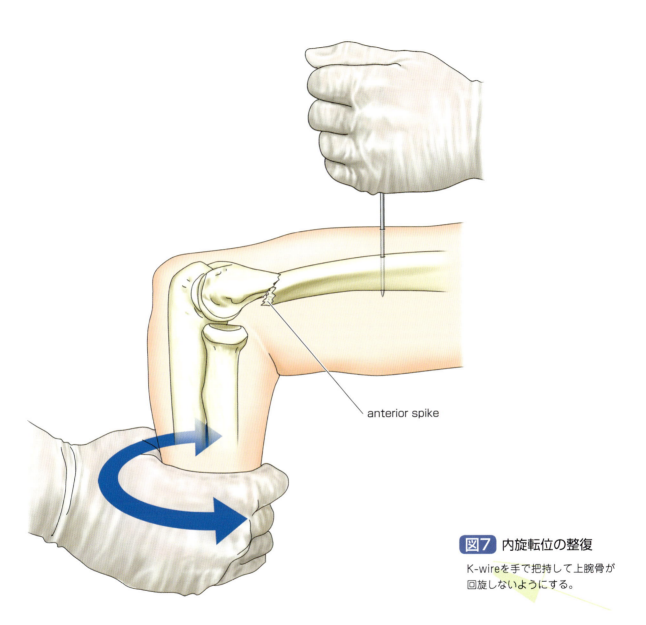

anterior spike

図7 内旋転位の整復
K-wireを手で把持して上腕骨が回旋しないようにする。

また，正面像で遠位骨片の側方転位を認める場合は，遠位骨片と近位骨片の側方転位している側の皮質をそれぞれ母指と他指で把持して整復を行う 図8 。正面像で内反変形がなく，側面像で内旋変形がないことを確認したら，最後に肘関節を過屈曲することで，遠位骨片の伸展変形を矯正する 図9 。

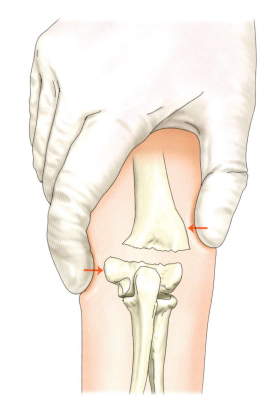

図8 徒手整復⑤

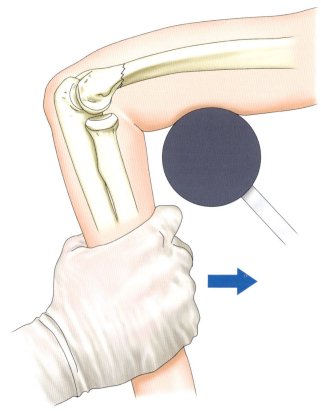

図9 徒手整復⑥

2 経皮的ピンニング

使用するKirschner鋼線（K-wire）は，1.4〜2.0mm径辺りで，年齢に応じて選択すればよい．刺入位置は，内側と外側からK-wireを交叉して刺入するcross pinningと，外側からのみ刺入するlateral pinningがある．バイオメカニクスの研究からは，K-wire 2本のcross pinningと3本のlateral pinningの固定力は同等とされている[3]．一般的にはcross pinningが最も行われていると考えられるが，最も危惧される合併症は医原性の尺骨神経損傷であり，文献的には2〜6％ほどの発生率と報告されている[4]．内上顆の骨端核が出現していない幼児や，腫脹が強く内上顆が触知できない症例では，lateral pinningを選択すると，尺骨神経損傷を合併する危険性は回避できる．

Cross pinning

cross pinningを行う場合は，必ず外側から先にK-wireを刺入する．整復位保持のため肘関節を過屈曲すると，尺骨神経が前方に移動してくるために内側から先にK-wireを刺入すると尺骨神経損傷を生じやすくなる[5]．外側から先にK-wireが刺入されれば，側面像での整復位はほぼ安定するので，内側から刺入する際は肘関節を過屈曲する必要はなく，尺骨神経損傷を回避しやすい．内側からK-wireを刺入するときは，K-wireを刺入するドリルを持っていない反対側の母指で尺骨神経溝上の神経を触知しながら，その前方にある内上顆の頂点に確実にK-wireの尖端を当ててからドリルの回転数を上げて骨内へ進め，反対側の皮質を貫く 図10．受傷後時間が経過するほど腫脹が高度となり，この尺骨神経の確認が困難となる．

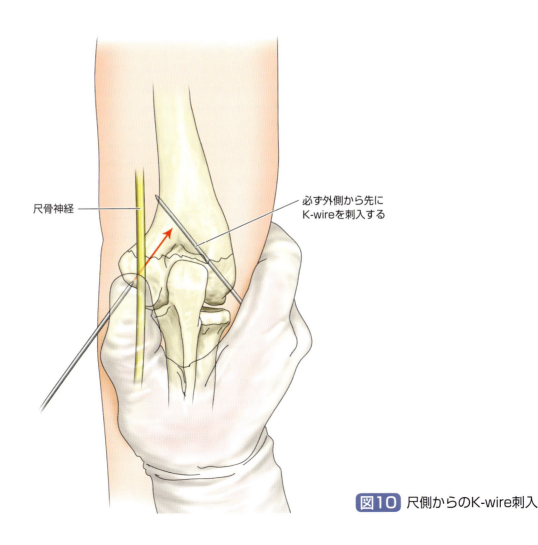

図10 尺側からのK-wire刺入

Lateral pinning

　lateral pinningを行う場合は，K-wireを3本刺入することが望ましい．外側から平行もしくは扇状に3本刺入することで骨折部が安定する．骨折部でできるだけK-wireの間隔が広いほうが固定性がよい 図11 ．交叉させて刺入してしまうと固定性が悪くなるため注意を要する 図12 ．

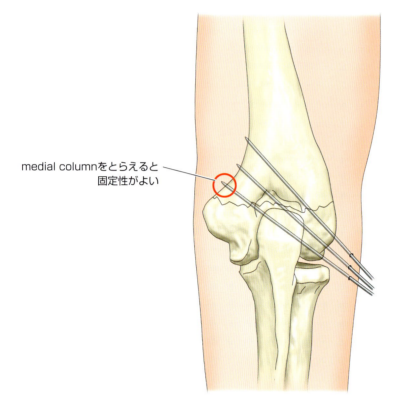

medial columnをとらえると固定性がよい

図11　外側からのみのK-wire固定

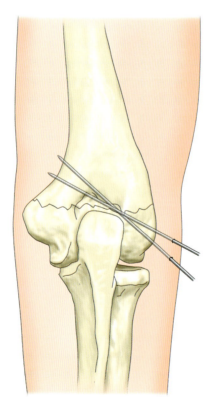

図12　不適切なK-wire刺入
K-wireを骨折部で交叉させて刺入すると，回旋に弱く固定性が悪くなる．

> **コツ&注意　NEXUS view**
>
> lateral pinningでは，外側から肘頭窩を通して骨折部近位端のmedial columnをとらえるK-wireを1本刺入できると固定力が増すので重要である．逆にいうと，medial column全体が遠位骨片に含まれていたり，粉砕している症例では，lateral pinningよりもcross pinningを選択したほうがよいともいえる 図13 。

a

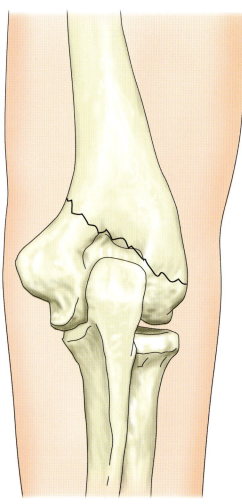

b

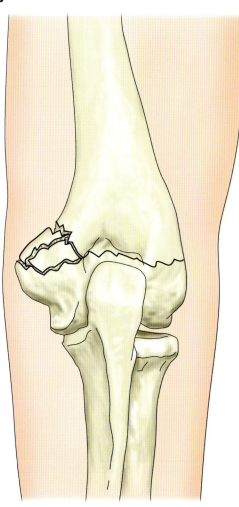

図13 lateral pinning不適例

medial column全体が遠位骨片に含まれている例（a）や，medial columnが粉砕している例（b）は，cross pinningが望ましい。

3　K-wire切断端の処置

　刺入したK-wireの断端は，90°以上に曲げて適切な長さに切断する．切断端は皮下に埋め込んでもよいし，そのまま皮膚から出しておいてもよい．皮膚から出しておけば，無麻酔で抜釘可能であるが，感染する危険性を伴う．

4　後療法

　術後は，上腕から手部までのギプスシーネで固定する．腫脹が強くなければ，術後1週以内にlong arm castに変更する．ギプス除去は仮骨形成の度合いを確認して決めればよい．仮骨形成は術後2週間ほどでX線像上で確認可能であり，術後3～4週ほどでギプスは除去できる．ギプス除去後に肘関節自動運動を許可するが，実際のところK-wire抜釘まではあまり積極的に動かしてくれないのが現状である．術後4～6週の間にK-wireを抜去する．K-wireを皮下に埋没した場合は，局所麻酔もしくは全身麻酔が必要となる．小児の場合は，特別な理学療法を行わなくても，自然に可動域は改善していくことがほとんどである 図14．骨癒合が完成し，可動域が腱側と同程度になるまで定期的に外来で経過観察を行う．手を激しくつくような運動は，完全に骨癒合が得られ，良好な可動域が得られてから許可する．

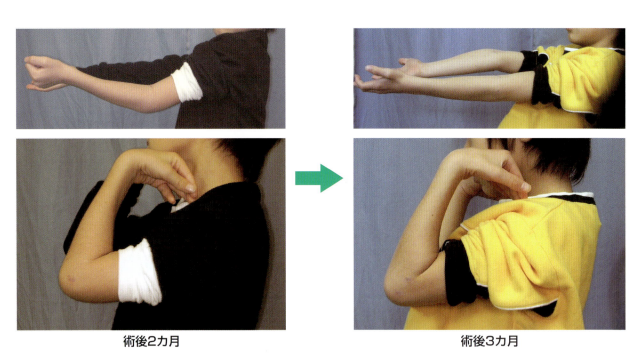

術後2カ月　　　　　　　　　　術後3カ月

図14　特別な理学療法は不要

症例提示

症例1 図15

6歳，女児。

主訴：左肘関節痛。

現病歴：ブランコから転落し，左手をついて受傷した。Smith-阿部分類Ⅳ型の上腕骨顆上骨折を認めた。橈骨動脈は触知可能であり，神経麻痺も認めなかった。受傷当日に全身麻酔下に手術を施行した。転位が強く，徒手的には整復不能であり，背側から2.0mm径のK-wireを骨折部に刺入し，てこの原理で整復した。また，回旋変形は骨折部近位端にK-wireを刺入し，近位骨片の回旋を固定して遠位骨片の内旋変形を矯正した。骨折部は1.8mm径K-wireでcross pinningを行い，術後ギプス固定した。

後療法：術後4週でギプスを除去し，K-wireの抜釘を行った。その後，自動運動を許可し，術後8週で骨癒合が完成した。内反変形もなく，可動域制限も認めなかった。

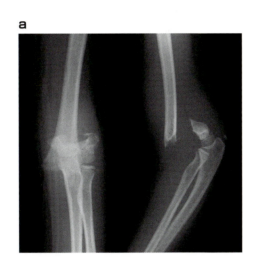

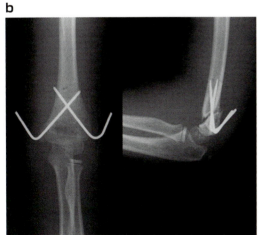

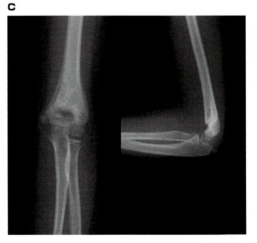

図15 症例1

6歳，女児。
a：受傷時
b：術直後
c：術後8週

症例2 図16

5歳，女児。

主訴：右肘関節痛。

現病歴：自転車で転倒して受傷した。Smith-阿部分類Ⅳ型の上腕骨顆上骨折を認めた。橈骨動脈は触知可能であり，神経麻痺も認めなかった。受傷当日に全身麻酔下に手術を施行した。徒手整復を行い，外側から1.4mm径K-wire 3本で骨折部を固定し，術後ギプス固定した。

後療法：術後3週でギプスを除去し，術後5週でK-wireの抜釘を行った。その後，自動運動を許可した。術後11週で骨癒合が完成した。内反変形もなく，可動域制限も認めなかった。

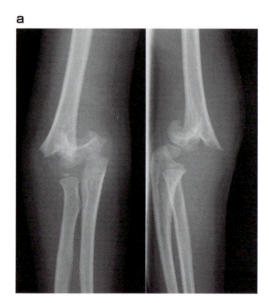

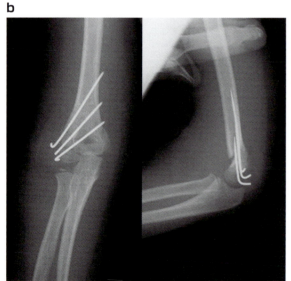

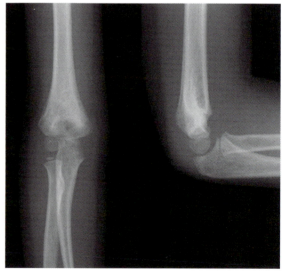

図16 症例2

5歳，女児。
a：受傷時
b：術直後
c：術後11週

文献
1) 阿部宗昭. 小児上腕骨顆上骨折治療上の問題点. 整・災外 1981；24：5-14.
2) Griffin KJ, Walsh SR, Markar S, et al. The pink pulseless hand：a review of the literature regarding management of vascular complications of supracondylar humeral fractures in children. Eur J Vasc Endovasc Surg 2008；36：697-702.
3) Zionts LE, McKellop HA, Hathaway R. Torsional strength of pin configurations used to fix supracondylar fractures of the humerus in children. J Bone Joint Surg Am 1994；76：253-6.
4) Kalenderer O, Reisoglu A, Surer L, et al. How should one treat iatrogenic ulnar injury after closed reduction and percutaneous pinning of paediatric supracondylar humeral fractures？ Injury 2008；39：463-6.
5) Zaltz I, Waters PM, Kasser JR. Ulnar nerve instability in children. J Pediatr Orthop 1996；16：567-9.

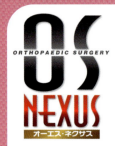

II. 肘・前腕
成人上腕骨遠位端関節内骨折

岡山済生会総合病院整形外科　今谷　潤也

Introduction

術前情報

　成人上腕骨遠位端関節内骨折の治療の原則は，手術療法により関節面の解剖学的整復および強固な初期固定性を獲得した後，早期リハビリテーションを行うことである．近年では上腕骨遠位部の解剖学的形状に沿ったロッキングプレート（anatomical locking plate；ALP）を用いた観血整復・内固定術の良好な治療成績が報告され，本骨折のgold standardとなっている[1,2]．

　ここではALP固定法の適応，手術手技，コツとピットフォールなどにつき述べる．

●適応と禁忌

　転位のある成人上腕骨遠位端関節内骨折は，原則的に手術適応となりALP固定法を用いた観血整復・内固定術を行う．ただし高度粉砕例のうち，内固定困難なcoronal shear fracture合併例や関節リウマチ（RA），透析・ステロイド内服に伴う高度骨粗鬆例，腫瘍性病変に伴う病的骨折例などでは一期的な人工肘関節置換術（total elbow arthroplasty；TEA）の適応となる．

●麻酔

　麻酔は全身麻酔下に行う．

●手術体位

　側臥位で手術を行う．安定した肢位を得るとともに，腋窩上腕部や膝部での神経血管束の圧迫を防止する．空気駆血帯をできるだけ近位部に装着する．上肢長の短い症例では，あらかじめ滅菌消毒しておいた空気駆血帯を清潔野で用いる．X線透過性の専用上肢台を上腕遠位下に置き，肘関節を最低120°以上屈曲することができるように肢位をとる 図1a．スペースを最大限有効に使い，手術ベッドやX線透視装置などの手術機材を適切に配置する 図1b．術中，容易にX線透視下に肘関節の前後像および側面像が得られるようにセッティングしておく．

●内固定材料の選択 図2

　当科における本骨折に対する内固定材料の選択基準を 図2 に示す．内固定の核となる外側の固定には，原則的にALPを用いている．一方，内側の固定には骨質が良好で関節面に粉砕のないAO分類13-C1に対しては，4.0mm径中空海綿骨スクリューを，骨質の不良な13-C1症例や13-C2，C3症例では内側にもプレートを当て内固定するダブルプレート固定法を行う．この内側プレートの選択においては，尺骨神経への侵襲の大きさを考慮して後方設置型プレートを第一選択として用い，より粉砕の強い症例では側方設置型プレートを選択することが多い．

　現在，わが国ではさまざまなALPが使用可能である．各内固定材料間にはその仕様・特徴に大きな違いがあり，各々の内固定材料がもつ固有のコンセプトを十分に理解したうえで適切に使用することが重要である．また内固定材料選択においては，初期固定性の優劣だけではなく手術侵襲や手技の簡便性についても考慮すべきである．

手術進行

1. 皮切の作製およびアプローチ（深層部の展開）
2. 尺骨神経の剥離同定，保護
3. 関節内骨折部および骨幹端部の整復・内固定
4. 主骨折部の整復・内固定
5. 肘頭骨切り部分の内固定
6. 創閉鎖
7. 外固定および後療法

成人上腕骨遠位端関節内骨折

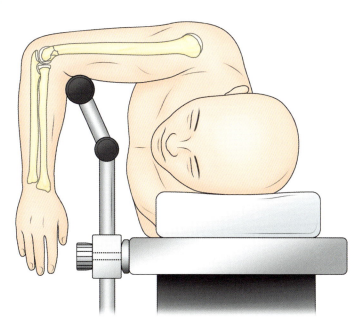

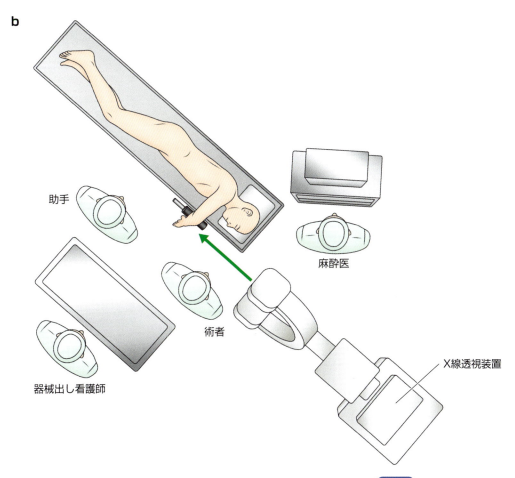

図1 体位と手術室のレイアウト

a：側臥位で，上腕遠位下にX線透過性の専用上肢台を置き，肘関節を十分屈曲可能な肢位をとる。
b：X線透視下に肘関節の前後像，側面像が容易に得られるように，手術機材を適切に配置する。

163

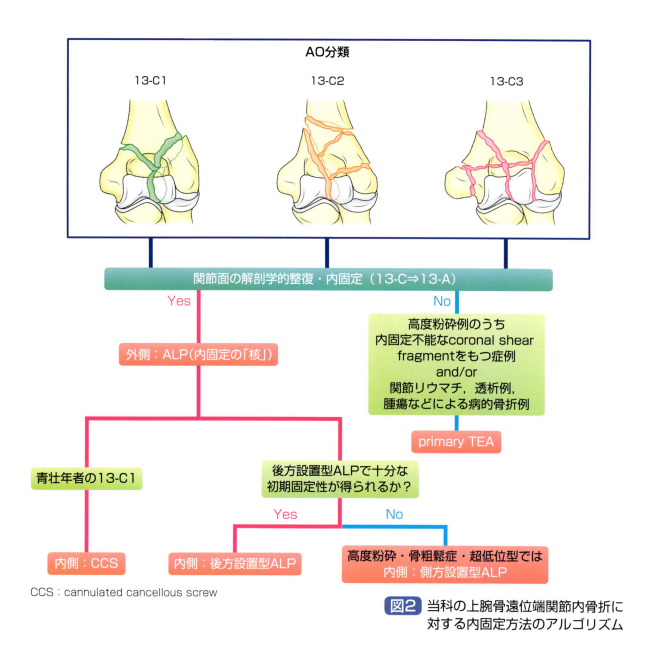

図2 当科の上腕骨遠位端関節内骨折に対する内固定方法のアルゴリズム

CCS：cannulated cancellous screw

❶肘関節の複雑な骨形態や深層軟部組織を含めた解剖をよく理解する。
❷安定性のみならず侵襲性も考慮し内固定材料を選択する。
❸使用する内固定材料固有のコンセプトを理解する。
❹関節面の解剖学的な整復および主骨折部分へ圧着力を加えた状態での内固定が必須である。
❺最適な方向に適切な長さのtranscondylar screwを挿入する。
❻尺骨神経，皮膚・皮下組織をはじめとする軟部組織の取り扱いには細心の注意を払い，正確でatraumaticな手術操作を行う[3]。

手術手技

1 皮切の作製およびアプローチ（深層部の展開）

　肘関節後方進入法にて滑液包部をよけるように約20cmの橈側凸のやや弓状の皮切を用いる 図3 。高齢者では症例によっては滑液包切除を行う。青壮年者の単純なAO分類13-C1の症例では肘頭の骨切りは行わず，上腕三頭筋の内・外側両側進入法（bicipitolateral approach）で骨折部を展開する 図4 。一方，高齢者の13-C1，関節面や骨幹端部の粉砕を合併した症例（13-C2もしくは13-C3）では肘頭骨切り法を用いる。V字状に骨切りするChevron法を推奨する報告もあるが，操作がやや煩雑で，ときに軟骨面が斜めに割れてしまうことがあるため，当科では単純に横方向での骨切りとしている。

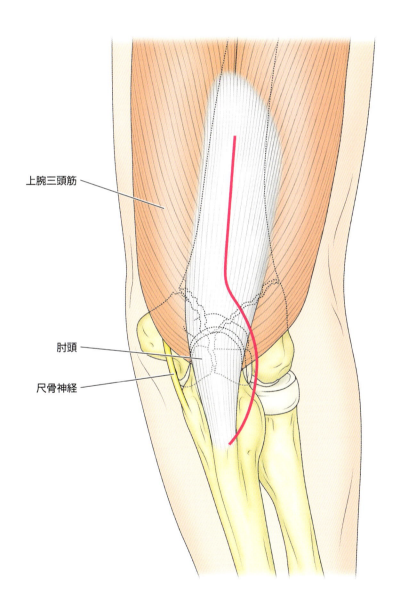

図3 皮切

肘関節後方進入法を用いる。滑液包部をよけるように約20cmの橈側凸のやや弓状の皮切で入る。

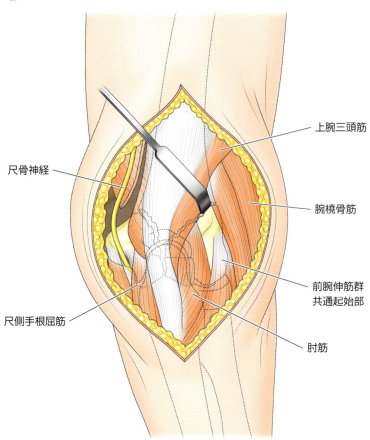

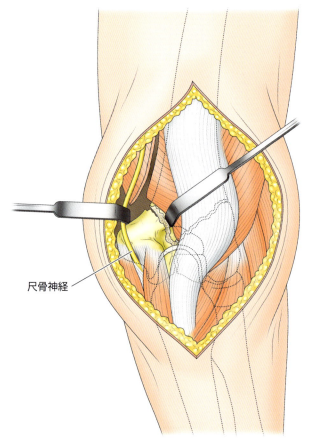

図4 上腕三頭筋内・外側両側侵入法（bicipitolateral approach）

a：青壮年者の単純なAO分類13-C1の症例で用いる上腕三頭筋内・外側両側進入法（bicipitolateral approach）。外側からの骨折部の展開。
b：同進入法における上腕三頭筋の内側からの骨折部の展開。

肘頭骨切り法における深層軟部組織の展開においては，内側では内側上顆後面の上腕三頭筋遠位縁に沿って切離，その深層では内側靱帯の後斜走線維（posterior oblique ligament；POL）および内側関節包を切離する．外側では外側上顆の頂点から上腕三頭筋・肘筋間を切離し，外側関節包まで切離する 図5a ．内・外側より肘頭部分の関節面を確認することで，どの位置で骨切りすべきかを決定できる．通常， 図5b ， 図5c に示す位置で行う．これが近位すぎると上腕骨遠位関節面の前方部分の視認が困難となる．肘頭の内・外側より小エレバトリウムを挿入し上腕骨関節面を保護する 図5b ．

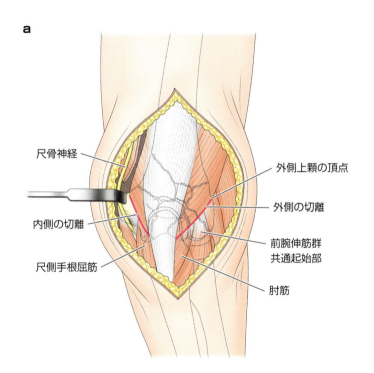

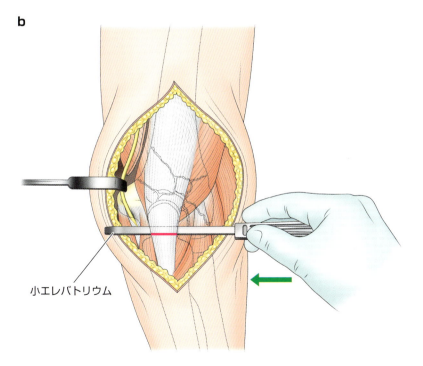

図5 肘頭骨切り法①

a：深層軟部組織の展開．
内側：内側上顆後面の上腕三頭筋遠位縁に沿って切離，その深層では内側靱帯の後斜走線維（POL）および内側関節包を切離する．
外側：外側上顆の頂点から上腕三頭筋・肘筋間を切離し，外側関節包まで切離する．
b：肘頭の内・外側より小エレバトリウムを挿入し上腕骨関節面を保護する．骨切りの際には1.5mm径のK-wireであらかじめ数箇所骨切り部に穴をあけておく．

骨切りの際には1.5mm径のKirschner鋼線（K-wire）であらかじめ数箇所骨切り部に穴をあけた後，肘頭後面の骨皮質に骨切り方向と直行する方向にノミでマーキングしておくと，後の骨接合が行いやすい図5c。骨切りはmicro bone sawで行うが，肘頭の関節面部分はノミで切離する。肘頭ごと上腕三頭筋を近位方向によけて骨折部を展開する図5d。前方関節部の視野は肘関節を深屈曲することで得られる。

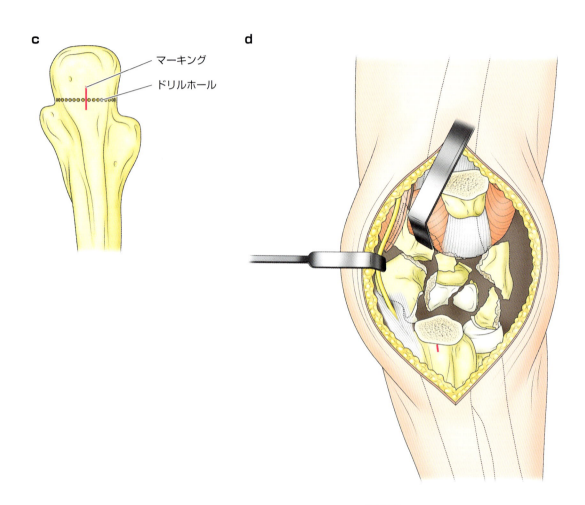

図5 肘頭骨切り法②

c：肘頭後面の骨皮質に骨切方向と直行する方向にノミでマーキングしておくと，後の骨接合が行いやすい。
d：骨切り部から上腕三頭筋を近位方向に反転して術野を確保する。

2 尺骨神経の剥離同定，保護

　広範囲にわたる神経剥離は後に尺骨神経麻痺を起こす可能性があり，神経の剥離範囲は最小限に，かつきわめて愛護的に行われなければならない[3]。

当科で行っている低侵襲な尺骨神経処置法 図6

　まず内側上顆の近位2〜3cmの部位で尺骨神経を同定する。尺骨神経の全周性の剥離は行わず，神経走行床を温存したまま上腕三頭筋内側頭に続く筋・筋膜構造を縦切し，これごと尺骨神経および伴走血管を一塊として尺側によける。また術後の絞扼を予防し，神経の可動性を得るため，Osborne靱帯は切離する。必要に応じてadipofascial flapを起こして尺骨神経下に敷き込む[4]。

コツ&注意 NEXUS view

尺骨神経の剥離同定，保護の操作については細心の注意を払い，愛護的に行う。
　著者らの新しい低侵襲な処置法も有用である。

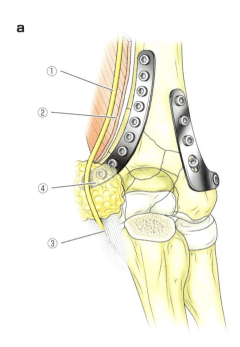

図6 当科で行っている低侵襲な尺骨神経処置法

a：尺骨神経の剥離同定，保護
① 尺骨神経の表層側の筋膜（fascia）のみ剥離する（全周性の剥離は行わない）。
② 神経走行床を温存したまま，上腕三頭筋内側頭に続く筋・筋膜構造を縦切し，これごと尺骨神経および伴走血管を一塊として尺側によける。
③ 術後の絞扼を予防し，神経の可動性を得るため，Osborne靱帯は切離する。
④ 必要に応じてadipofascial flapを起こして尺骨神経下に敷き込む
b：切離部位

3 関節内骨折部および骨幹端部の整復・内固定 図7

本骨折では，まず"tie arch"とよばれる関節面部分を解剖学的に整復する。Headless screwや生体吸収材料［ポリ-L-乳酸（PLLA）］ピン用のガイドピンやK-wireもしくは骨鉗子などを用いて仮固定する。

まず関節面中央部をmini headless screwもしくはPLLAなどで内固定する 図7a 。coronal shear fractureなど小頭部分や滑車部の粉砕を伴う場合には，これもガイドピンで仮止めし 図7b ，随時headless screwなどで内固定していく 図7c 。外顆もしくは内顆部分より遠位骨片粉砕部分を一塊とするべく仮固定し 図7d ，headless screwや中空海綿骨スクリューなどで内固定する 図7e 。近位側の骨幹端部に第3骨片のある症例では，これをcannulated screwなどで内固定する 図7f 。遠位端部関節面の高度の粉砕・骨欠損例で解剖学的な同関節面の幅を再現できない場合には，腸骨からの骨移植を考慮する 図7g 。また鉤突窩や肘頭窩部分の骨片は，可動域制限の懸念がある場合は取り除き，後に主骨折部への骨移植としてもよい。

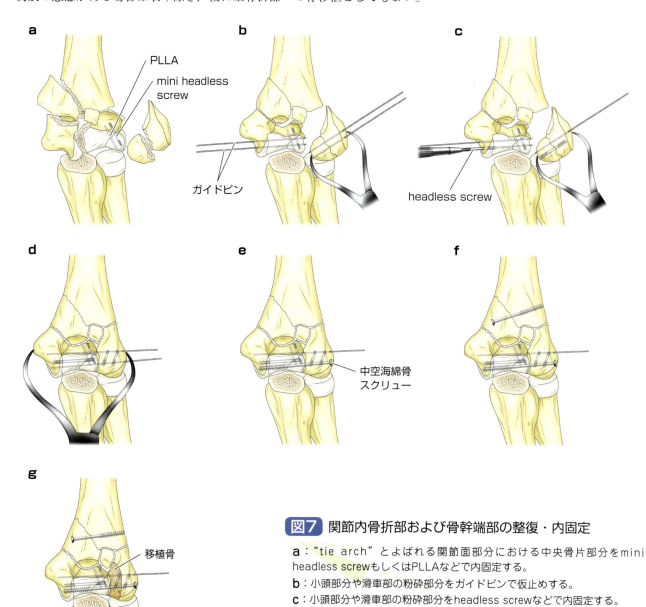

図7 関節内骨折部および骨幹端部の整復・内固定

a："tie arch"とよばれる関節面部分における中央骨片部分をmini headless screwもしくはPLLAなどで内固定する。
b：小頭部分や滑車部の粉砕部分をガイドピンで仮止めする。
c：小頭部分や滑車部の粉砕部分をheadless screwなどで内固定する。
d：遠位骨片粉砕部分を一塊とするべく仮固定した後，
e：Headless screwや中空海綿骨スクリューなどで内固定する。
f：骨幹端部に第3骨片を内固定する。
g：関節面の高度粉砕・骨欠損例では，腸骨からの骨移植を考慮する。

4 主骨折部の整復・内固定

　以上の操作により各々1つにまとめられた遠位骨片と近位骨片間のいわゆる"lateral column"および"medial column"を整復し，先の"tie arch"とのtriangle構造を再建するべく，複数のK-wireなどで仮固定を行う 図8a 。この際主骨折部に必ず圧着力をかけておくことが肝要である。なぜなら，本骨折に対するALP固定法は一種の「中和プレート」であるため，近位骨片と遠位骨片とが間隙なく密着した状態で内固定されなければならない。また上腕骨遠位端部分は上腕骨に対して約30～40°前傾していることに留意しながら整復位を得るようにすべきである。X線透視下に肘関節の前後像，側面像で良好な整復位が得られていることを確認する。

　続いてこの主骨折部分の内固定に移る。内固定材料としては，原則的には外側の内固定にはALPを使用し，内側には内側骨柱の粉砕および整復状態を注意深く観察し，前述のように内固定材料を適宜選択すべきである。青壮年者で粉砕のないものでは4.0mm径中空海綿骨スクリューを用いる。それ以外の症例では内側にもプレートを使用するダブルプレート固定が必要となる 図8b 。最終的にX線透視下にアライメントが良好なこと，関節面や肘頭窩などにスクリューが穿孔していないことを確認する。

> **コツ&注意　NEXUS view**
> ・骨折部の整復から仮固定，そして内固定に至るすべての行程で，主骨折部が確実に密着していることを直視下に確認する。
> ・固定性のカギは遠位骨片にtranscondylarに挿入されるスクリューである。適切な位置へ十分な長さを有するスクリューを複数本挿入することが重要である。

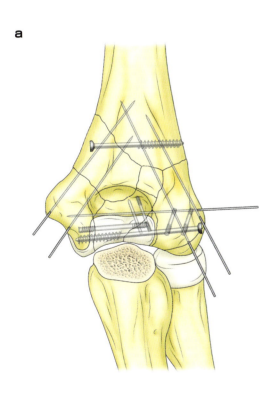
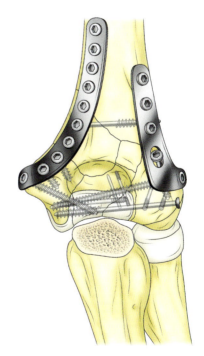

図8 主骨折部の整復・内固定
a：主骨折部に圧着力をかけた状態で，複数のK-wireなどで仮固定を行う。
b：ダブルプレート固定。

5 肘頭骨切り部分の内固定

　肘頭骨切りを行った症例では通常，tension band wiring法で内固定する。1.8mm径K-wireは尺骨前面の骨皮質を2～3mm貫通させること，骨切り部に十分な圧迫力が加わるように1.0mm径サークリッジワイヤーを締結することが肝要である 図9 。

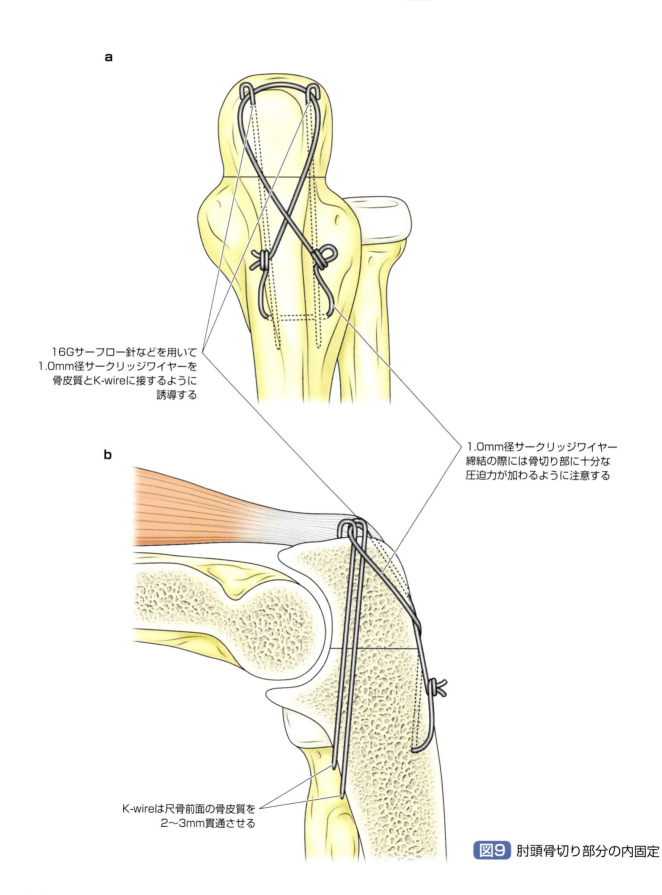

図9 肘頭骨切り部分の内固定

6 創閉鎖

創部の十分な洗浄を行った後，肘関節屈曲・伸展運動にてプレートと神経の干渉が生じるか否かを確認し，尺骨神経前方移行術を行うか否かを決定している．側方設置型プレートを用いた症例では前方移行が必要となることが多い．サクションドレーンを留置し閉創する．最後に肘関節を他動的に最大屈曲・伸展させ，筋膜縫合などで軟部組織に過度の緊張が残らないようにする．

7 外固定および後療法

術後の中手指節間関節（MP）関節を含まないように手掌から肘までのシーネ固定を行う．固定肢位は肘関節70〜90°屈曲位，回内・外中間位とする．後療法は固定性の良否，粉砕の程度や骨移植の有無などにより決定するが，条件が許せば疼痛が軽快する術後数日より開始する．暴力的な他動運動は避け，自動および介助下自動運動訓練から開始する．

> **コツ&注意 NEXUS view**
>
> ALP固定法は優れた術式であり，上腕骨遠位端関節内骨折の手術療法に革新的な変化をもたらしたともいえる．しかし本骨折が難治性骨折であることには変わりはなく，内固定材料を過信することなく，一つひとつの手術手技を正確に，そしてatraumaticに行う必要がある．

文献

1) 今谷潤也．上腕骨遠位端粉砕骨折に対する治療戦略－ロッキング・プレートを中心に－．整・災外 2008；51：1359-68．
2) 今谷潤也．高齢者の上腕骨遠位端骨折に対するONI Elbow SystemTM．関節外科 2011；30：895-909．
3) 森谷史朗，今谷潤也，近藤秀則，ほか．上腕骨遠位端骨折術後に発生した尺骨神経障害の検討．日肘関節会誌 2013；20：216-20．
4) 森谷史朗，今谷潤也，前田和茂，ほか．上腕骨遠位部骨折の手術における新しい尺骨神経移動手技－尺骨神経の栄養動脈解剖に基づいた血行温存手技の導入－．中部整災誌 2016；（印刷中）．

Ⅱ. 肘・前腕
新鮮Monteggia骨折

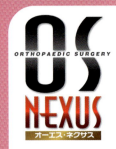

松本市立病院整形外科　保坂　正人
信州大学医学部運動機能学教室　加藤　博之

Introduction

術前情報

　Monteggia骨折の治療において，最優先すべきは近位橈尺関節の安定性である．尺骨を解剖学的に整復することによって，非観血的に橈骨頭の安定を得ることを第一の目標とする．そこで，尺骨骨折の徒手整復は手術室で全身麻酔下に行う．尺骨骨折の整復後に，X線透視下に肘側面を観察し，前腕を最大回内・中間位・最大回外位として，いずれの肢位においても橈骨頸部から橈骨頭の中心に至る線が上腕骨小頭の中心部を通過する（radiocapitellar line）ことにより，脱臼の整復を確認する[1]．いずれかの肢位で本lineが上腕骨小頭の最遠位部を通過しない場合は，橈骨頭脱臼を疑う必要がある．脱臼が疑われた場合，X線透視下に患肢を牽引し橈骨頭の整復を試みるが整復不能あるいは整復後の安定性が得られない場合は，引き続いて全身麻酔下に橈骨頭の観血的整復術を行う．これは，尺骨が完全骨折でも，急性塑性変形でも同様である．治療前には，観血的整復の準備と家族への十分な説明を行っておく．

● 後骨間神経麻痺

　Monteggia骨折の治療では，後骨間神経麻痺を合併する例が約10％にみられる[2]．後骨間神経麻痺では，母指から小指に至るすべての指のMP関節の伸展が弱いdrop thumb & finger型がほとんどであるが，まれに母指と示指のMP関節の伸展が弱いdrop thumb型と示指から小指のMP関節の伸展が弱いdrop finger型があることも念頭に置く必要がある[3,4]．徒手整復などの処置を行う前に，患肢の手指の色調を観察し，橈骨動脈の拍動と感覚障害の有無を確認すると同時に，すべての指のMP関節の自動伸展が可能かどうかを確認しておく必要がある．後骨間神経麻痺を合併したMonteggia骨折において徒手整復を行う場合は，後骨間神経が脱臼した橈骨頭の整復障害因子になったという報告もあり[5,6]，まず肘関節の前外方から上腕二頭筋と腕橈骨筋の間より橈骨神経を確認しFrohseのarcadeを含めて剥離する．その後に，別の外側皮切で尺側手根伸筋と肘筋の間から肘関節を展開し，輪状靭帯の観察と橈骨頭の整復，輪状靭帯の修復を行うほうが安全であると考えている．

手術進行

1. 尺骨塑性変形と橈骨頭脱臼の徒手整復
2. 皮切と展開
3. 関節内に介在した輪状靭帯の切離，橈骨頭の整復，輪状靭帯修復
4. 後療法

●疫学・分類

　小児の新鮮Monteggia骨折で橈骨頭の観血的整復を要した例については，14[7,8]〜33%[9]と報告されている。渡邉ら[10]は，そのような6例を報告している。輪状靱帯の状態としては，
- ・輪状靱帯の断裂はなく，橈骨頭がすり抜ける 図1b
- ・輪状靱帯外側の停止部での断裂 図1c
- ・関節包と輪状靱帯間の断裂 図1d
- ・輪状靱帯実質部の完全断裂 図1e

が挙げられる 図1。

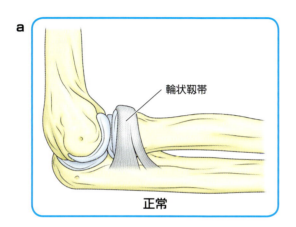
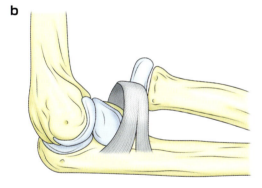
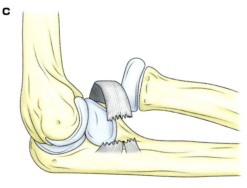
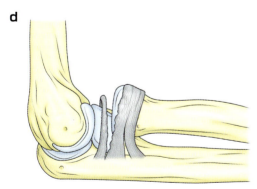
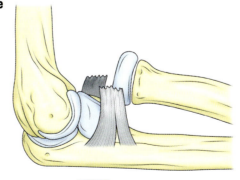

図1　輪状靱帯損傷の病態
a：正常
b：輪状靱帯の断裂はなく，橈骨頭がすり抜ける。
c：輪状靱帯外側の停止部での断裂。
d：関節包と輪状靱帯間の断裂。
e：輪状靱帯実質部の完全断裂。

● 症例

ここでは，①輪状靱帯の断裂はないが橈骨頭が輪状靱帯よりすり抜けた5歳，男児の1例を提示する。

原病歴と術前所見

自転車で転倒して右肘を打撲し，同日当院を受診した。単純X線像では右尺骨近位骨幹端に軽度の内反変形を伴う不全骨折が認められ，radiocapitellar lineは橈骨小頭骨端核の前外側へ偏位していた 図2a，図2b。受傷2日後のMRI脂肪抑制プロトン密度強調画像では，橈骨頭は前外側方向へ亜脱臼し，腕橈関節内に介在物と思われる信号を認めた 図2c。神経，循環障害は認めなかった。

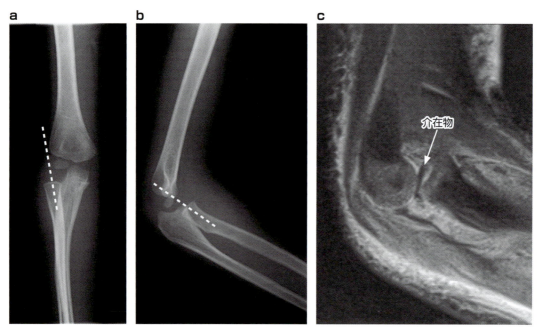

図2 症例

5歳，男児。受傷時，右肘。

a，b：単純X線像。破線radiocapitellar lineは橈骨頭骨端核の前外側を通過する。

c：MRI T2強調像では腕橈関節に介在物が認められる。

これらの所見からMonteggia骨折，Bado分類Type Ⅲ 図3，Letts分類E 図4 と診断した．MRI所見からは，腕橈関節内に輪状靱帯の介在が疑われ，受傷5日後に全身麻酔下の治療を手術室にて行った．

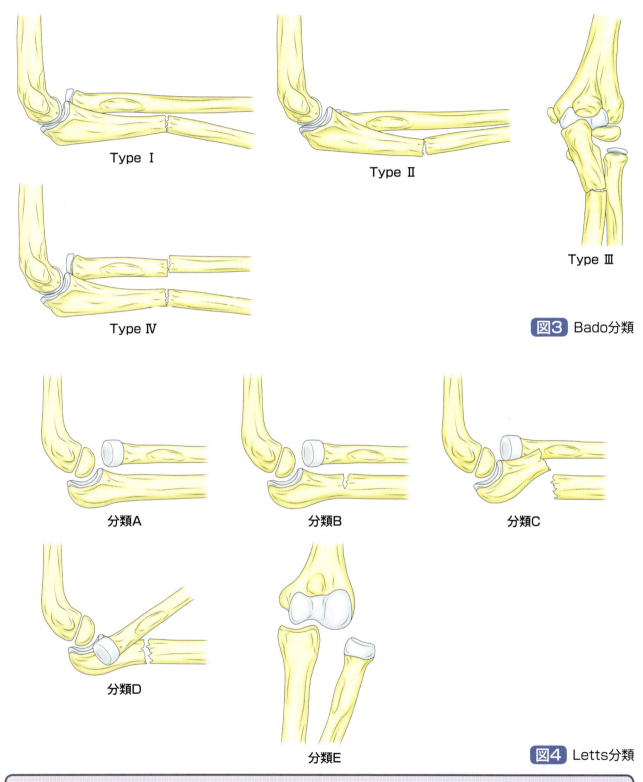

図3 Bado分類

図4 Letts分類

❶橈骨頭脱臼が疑われたら，前腕回内位，中間位，回外位のいずれにおいてもradiocapitellar lineを確認する．
❷尺骨骨折整復後に再度，前腕回内位，中間位，回外位でradiocapitellar lineを確認する．
❸徒手整復で橈骨頭脱臼の整復が疑わしい場合は，躊躇なく観血的整復に移行する．

手術手技

1 尺骨塑性変形と橈骨頭脱臼の徒手整復

受傷5日後，全身麻酔下で長軸方向に牽引しながら橈骨頭に圧迫を加え，尺骨近位が外反するように徒手整復を試みたが整復不可能であった．

2 皮切と展開

Kocherの外側侵入で，尺側手根伸筋と肘筋の間を分けて展開した 図5 。橈骨頭は輪状靱帯をすり抜けて前外側に転位していた．輪状靱帯は腕橈関節内に嵌頓していた 図6 。

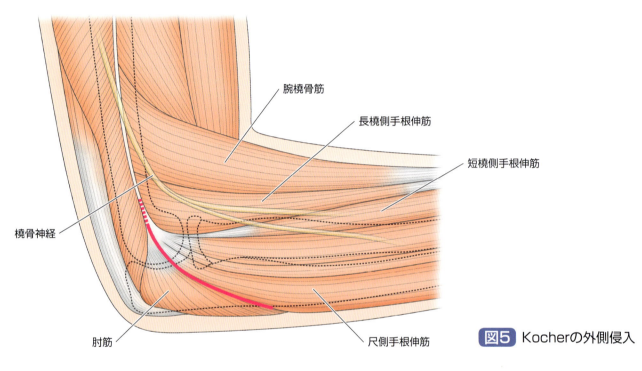

図5 Kocherの外側侵入

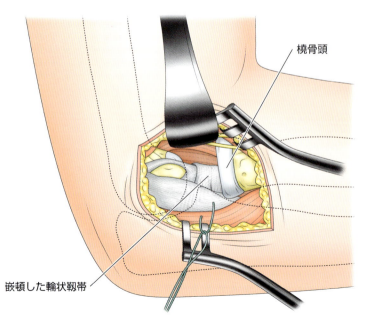

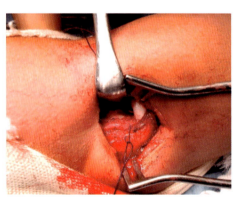

図6 展開

橈骨頭は前外側方向に転位し，関節包と**輪状靱帯**は腕橈関節に嵌頓していた．

3 関節内に介在した輪状靱帯の切離，橈骨頭の整復，輪状靱帯修復

腕橈関節に嵌頓した関節包および輪状靱帯は容易には引き出せなかった。関節包を含めて輪状靱帯を一旦横切し，徒手的に橈骨頭を整復した 図7a 。整復後，切離した輪状靱帯を4-0ナイロン糸による水平マットレス縫合で2針縫合した 図7b 。これらの処置の後，前腕の回内・外運動において橈骨頭の脱臼がないことを確認した。筋層，皮下および皮膚を縫合した。

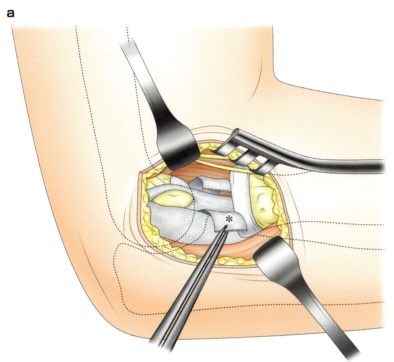
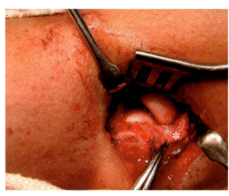
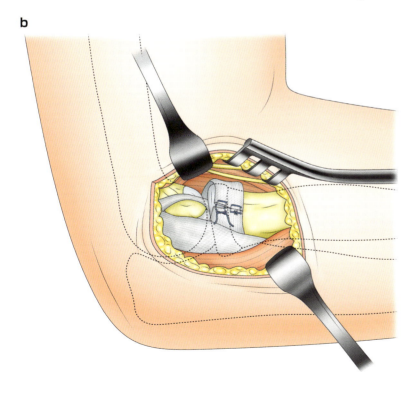

図7 橈骨頭の整復と輪状靱帯の縫合

a：輪状靱帯を一旦切離してから，橈骨頭を整復した。＊輪状靱帯切離部。
b：切離した輪状靱帯を4-0ナイロン糸にて水平マットレス縫合で2針縫合した。

4 後療法

　術後，肘屈曲90°前腕回外位で上腕から手部までギプス固定した．3週間後にギプス固定を除去し，肘関節の屈曲伸展運動および前腕の回内・外運動を自由に行わせた．運動は，術後2か月間禁止した．

術後経過と結果

　術後6か月，肘関節痛，可動域制限はなく日常生活および運動に支障はなかった．受傷後3年6か月の最終経過観察時，肘関節に疼痛，愁訴はなく自動可動域は左右とも屈曲145°，伸展20°，前腕回外85°，前腕回内80°であった．肘の内外反変形，橈骨頭肥大はなく，不安定性も認められなかった 図8 。

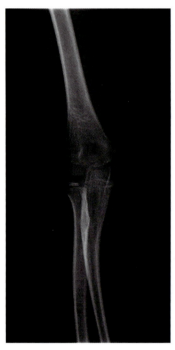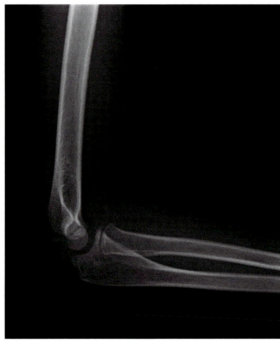

図8 術後X線像

術後3年6か月，右肘単純X線像．橈骨頭は整復位で変形を認めない．

文献

1) Miles KA, Finlay DB. Disruption of the radiocapitellar line in the normal elbow. Injury 1989；20：3765-7.
2) Onley BW, Menelaus MB. Monteggia and equivalent lesions in childhood. J Pediatr Orthop 1989；9：219-23.
3) 中村幸男, 多田秀穂, 中村恒一, ほか. 受傷4日後に後骨間神経麻痺が明らかになった小児Monteggia骨折の1例. 日肘関節会誌 2012；19：256-8.
4) 平山隆三, 竹光義治, 多田　博, ほか. 後骨間神経麻痺の臨床像に関する検討. 日手の外科会誌 1994；11：385-7.
5) Hirachi K, Kato H, Minami A, et al. Clinical features and management of traumatic posterior interosseous nerve palsy. J Hand Surg Br 1998；23：413-7.
6) Spar I. A neurologic complication following Monteggia fracture. Clin Orthop Relat Res 1977：122：207-9.
7) Letts M, Locht R, Wiens J. Monteggia fracture-dislocations in children. J Bone Joint Surg Br 1985；67：724-7.
8) Papavasoliu VA. Monteggia-type elbow fractures in childhood. Clin Orthop Relat Res 1988；233：230-3.
9) 森谷浩治, 吉津孝衛, 牧　裕, ほか. 新鮮小児モンテジア脱臼骨折の治療成績. 整・災外 2012；55：413-6.
10) 渡邉佳洋, 保坂正人, 中村幸男, ほか. 小児新鮮Monteggia骨折で橈骨頭観血的整復を要した6例の病態と手術成績. 日肘関節会誌 2013；20：142-5.

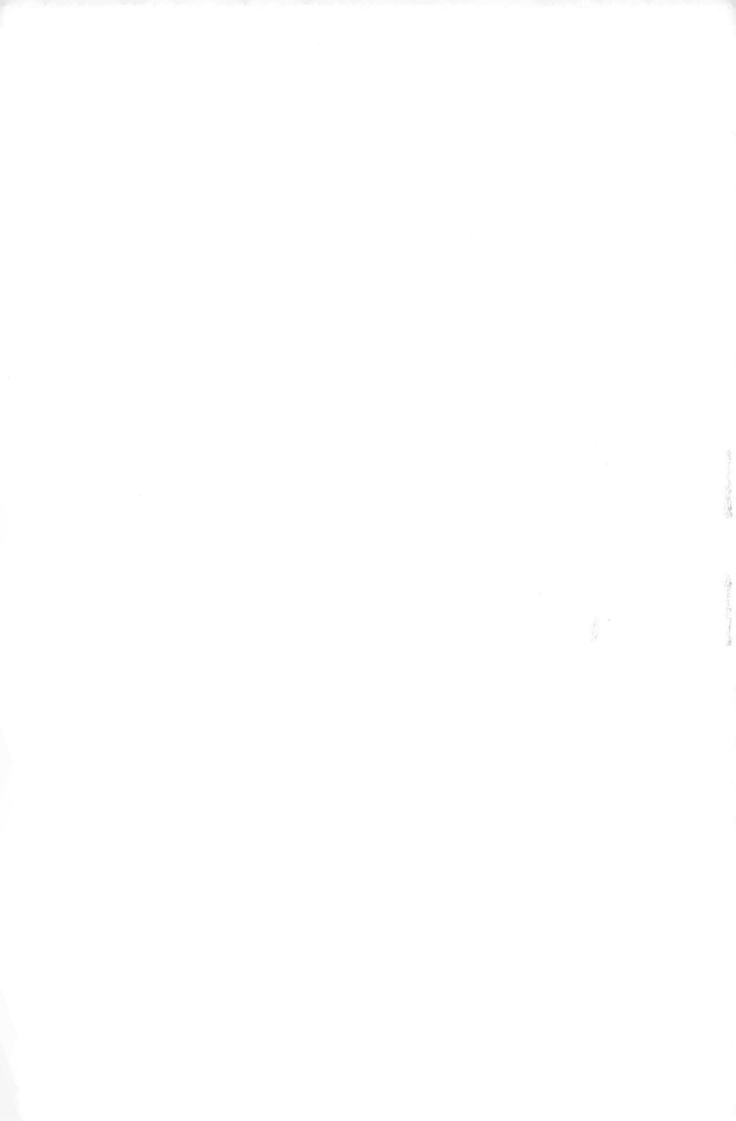

II. 肘・前腕

肘関節脱臼骨折
Terrible triad injury

JCHO大阪病院救急部/スポーツ医学科　島田　幸造
JCHO大阪病院整形外科　轉法輪　光
市立豊中病院整形外科　難波　二郎

Introduction

術前情報

　肘関節は，純粋に過伸展による骨傷のない後方脱臼の予後は比較的良好であるが，多くはなんらかの骨折や靱帯損傷を伴う脱臼骨折の形をとる。なかでも，①後方脱臼，②尺骨鉤状突起骨折，③橈骨頭骨折の3者を合併したものの予後は悪い 図1 。側副靱帯損傷・不全を伴う［外側側副靱帯損傷（lateral ulnar collateral ligament；LUCL）の合併が多いが，尺骨鉤状突起骨折の一部では内側側副靱帯（medial collateral ligament；MCL）の不全もきたすため，内外両側ともに靱帯の機能不全が生じうる］ため，肘関節は著明な不安定性・易脱臼性を呈する。治療が難しく，結果として変形や骨癒合の遷延から肘関節拘縮などの機能障害をきたしやすいため，このタイプの外傷を特にterrible triad injury，あるいはunhappy triad injuryと称する[1]。

●受傷機転

　肘は本来10°程度外反しており，転倒や転落に際して肘伸展位で手をつくと外反力を受けやすい。その際に前腕が回外位では上肢の内側，特に肘MCLを支点にして前腕が後外側へ回旋するように上体による過負荷がかかってしまい，肘関節の後外側を支えるLUCLの断裂や骨性の支持構造である橈骨頭の骨折と，尺骨の後方移動を阻止する鉤状突起の破壊が重なって肘が後方に脱臼する［後外側回旋不安定性（postero-lateral rotatory instability；PLRI）］図2a [2]。重症の場合には内側の支持機構であるMCLも破綻する。また，前腕回内位で外側が支点となって肘に強い外反力がかかった場合には，MCLの断裂や鉤状突起の内側面の破断によって，肘関節は後内側に脱臼する［後内側回施不安定性（postero-medial rotatory instability；PMRI）］図2b [3]。骨折や不安定性を伴わない単純な脱臼を単純脱臼（simple dislocation）というのに対して，骨折や軟部組織損傷を伴う脱臼を複雑脱臼骨折（complex fracture dislocation）とよぶことがあるが，terrible triad injuryはその代表格といえる[4]。

手術進行

1. 徒手整復，骨折と不安定要素の評価
2. 手術におけるアプローチ
   ・Kocher lateral approach
   ・Anterior approach
   または
   ・Kaplan extensile lateral approach
   ・Medial approach
   ・Posterior approach
3. 橈骨頭の整復内固定または人工橈骨頭置換
4. LUCLの修復
5. 鉤状突起の整復内固定（上腕筋停止部～前方関節包を含む）
6. 必要により，AOLの修復
7. 後療法

肘関節脱臼骨折

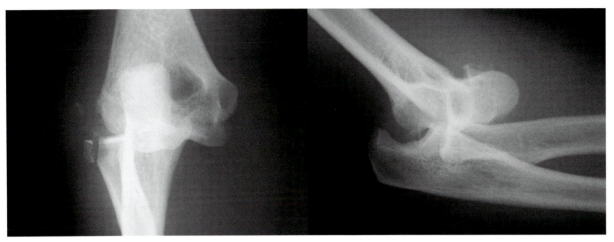

図1 後方脱臼，尺骨鉤状突起骨折，橈骨頭骨折を合併した症例（症例1）

尺骨鉤状突起が粉砕し，橈骨頭の前外側部分が骨折，肘全体としては後外側に脱臼している。

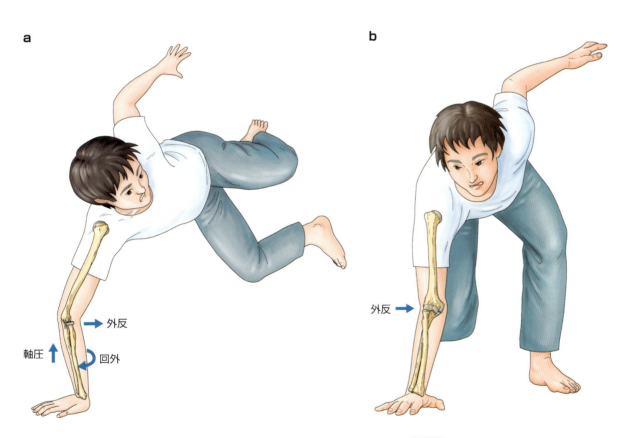

図2 肘関節脱臼のメカニズム

a：多くの場合，前腕を回外位で手をつき，軸圧と外反力が肘に加わって後外側に回旋し，LUCL断裂を伴って脱臼する。
b：速度を伴う転倒などでは前腕回内位で手をつき，体がその手を乗り越えるようになって肘に外反力が加わり，外側を支点にMCLが破綻して脱臼する。

183

●保存療法

脱臼の整復によって骨折もある程度整復位が得られ，かつ肘90°屈曲位で安定が得られれば外固定での保存療法の余地がある．ギプス固定を2〜3週間行い，その後ヒンジブレースなどで側方への負荷を制動しながら可動域訓練を開始する．しかし実際には骨折部の変形や骨片の解離が残ると不安定性が改善せず，易脱臼性が残るなど機能予後は不良なことがterrible triad injuryとよばれるゆえんである．

●手術適応

外側の支持機構［LUCLと輪状靱帯（annular ligament；AL）の複合体］が機能不全となると，後外側に回旋して（亜）脱臼する，いわゆるPLRIを，また尺骨鉤状突起の内側縁が破綻すると，そこに付着するMCLの最も重要な成分である前斜走線維（anterior oblique ligament；AOL）が機能不全をきたしPMRIをきたす[2,3]．いずれも容易に（亜）脱臼して機能障害の程度が強く，保存療法の限界である．

X線側面像での鉤状突起骨折の位置と大きさから関節の不安定性を予測して手術適応を決める，Regan分類が従来よく用いられてきた 図3 [5]．このなかでは骨折片が鉤状突起の先端に止まるType Iでは可及的早期に可動域訓練を勧め，Type IIでは鉤状骨折自体は予後良好であり，合併する骨傷があればそれを治療して，できるだけ早期の可動域訓練を勧めている．1/2を越えるType IIIでは再脱臼をきたしやすいので観血的に骨接合をすべきとしている．これを靱帯の付着部を中心にCTを用いて詳しく分類したのがO'Driscollの分類である 図4 [3]．この分類では，先端に近い小骨折でも内側のAOL付着部であるanteromedial rimについては不安定性をきたす危険があり，骨接合すべきとしている．

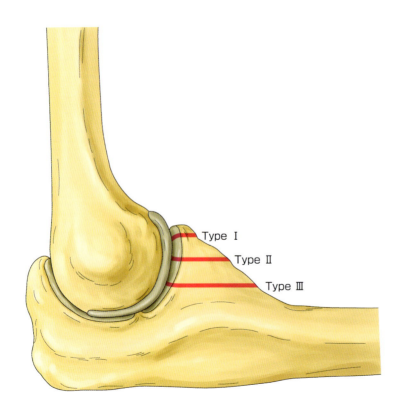

図3 X線側面像によるRegan分類

Type I：Tip avulsion
Type II：50%以下の骨片
Type III：50%以上の骨片

肘関節脱臼骨折

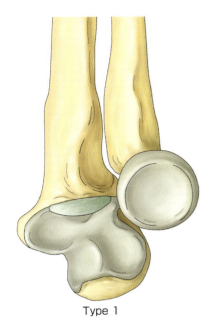
Type 1

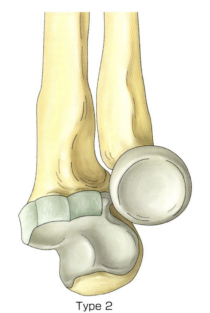
Type 2

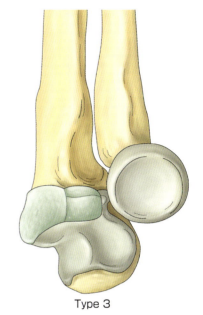
Type 3

AM facet subtypes

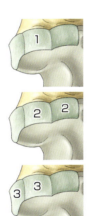
Type 2

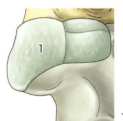
Type 3

Type : fracture	subtype	description
1 : tip	1	<2mm of coronoid bony height
	2	>2mm of coronoid height
2 : anteromedial	1	anteromedial rim
	2	anteromedial rim + tip
	3	anteromedial rim + sublime tubercle
3 : basal	1	coronoid body and base
	2	transolecranon basal coronoid fracture

図4 O'Driscoll分類

CTにより立体的に靱帯付着部を含めて分類。

Fast Check
❶骨性の不安定要素と靱帯性（内側，外側）の不安定要素を把握する。
❷修復の組み合わせに応じたアプローチと修復法を選択する。

手術手技

1 徒手整復，骨折と不安定要素の評価

脱臼を徒手整復した後になお不安定性を有する3要素についての修復を行うのが原則である。病態によっては内側の修復も必要となる。

①橈骨頭の整復内固定または人工橈骨頭置換
②LUCLの修復
③鉤状突起の整復内固定（上腕筋停止部〜前方関節包を含む）
④必要によりAOLの修復

2 手術におけるアプローチ

Kocher lateral approach 図5①，図6

肘の外側後方で肘筋と尺側手根伸筋の間からアプローチし，橈骨頭を直視下にみて整復固定するのによいアプローチである。LUCLを損傷する危険性があるが，terrible triad injuryでは基本的にLUCLが損傷しているので，このアプローチで損傷靱帯も修復できるため，むしろ有用である。橈骨頭とLUCL両者の修復を目指すにはこのアプローチが勧められる。

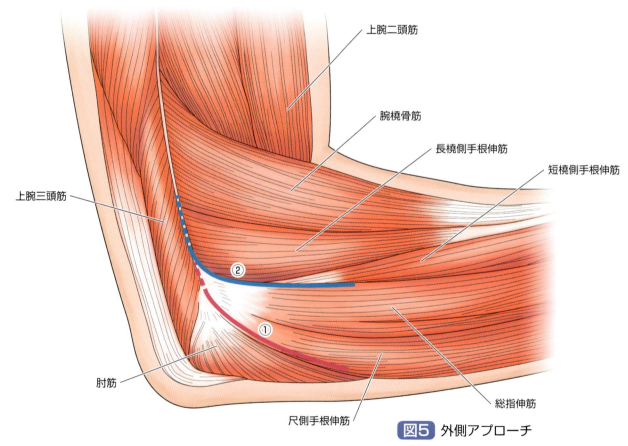

図5 外側アプローチ

Terrible triadでLUCLの損傷も同時に対処するにはKocher（①）のアプローチが有用である。Kaplanのアプローチ（②）では尺骨鉤状突起まで同時にアプローチが可能だが，LUCLへの処置がやや困難。

肘関節脱臼骨折

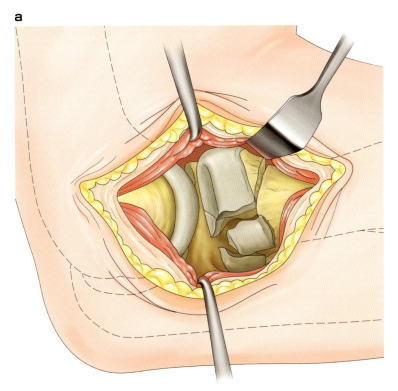
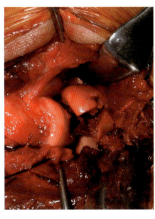
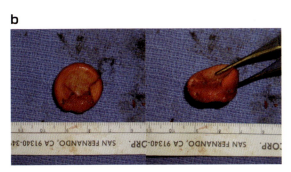
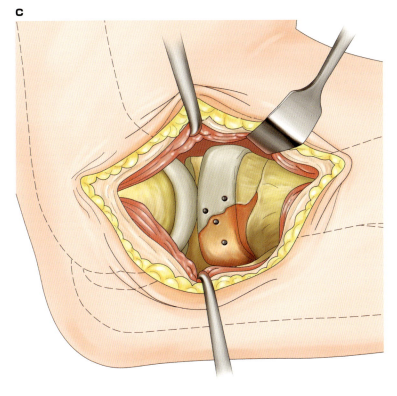
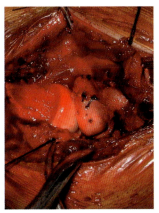

図6 症例2

a：Kocher lateral アプローチで断裂した LUCLを輪状靱帯とともに翻転した。
b：粉砕した橈骨頭をいったん形成。粉砕の強い部分は上腕骨外顆から採取した海綿骨で補填してPLLAピンで固定した。
c：それを本来の位置に整復固定した。

Anterior approach 図7, 図8

　前方横皮切で上腕二頭筋の鎌状腱膜をいったん切離し，上腕筋を縦割して入ると，尺骨鉤状突起や近位橈尺関節を正面から見下ろす形にアプローチできる。展開が深く，近傍を走る神経血管束のために広く展開することは難しいが，尺骨鉤状突起の骨接合［前方からのスクリュー固定やpull-out wire刺入（いわゆるlasso法）］には有用なアプローチである。

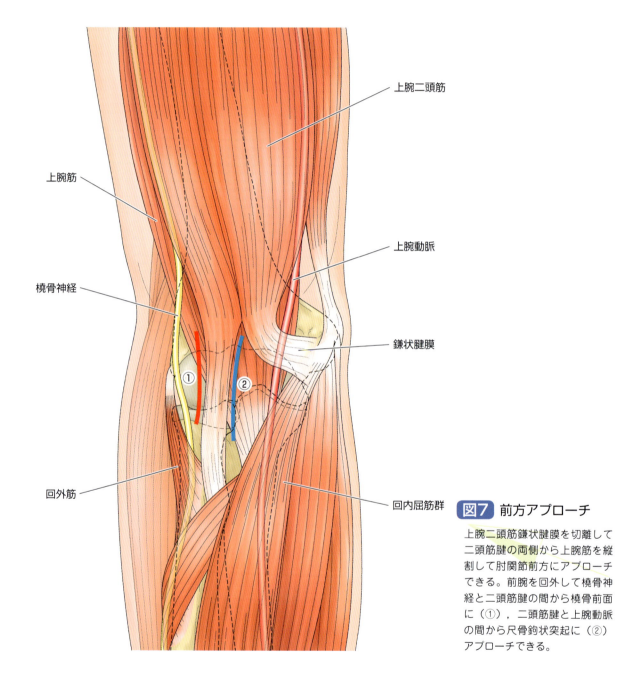

図7 前方アプローチ

上腕二頭筋鎌状腱膜を切離して二頭筋腱の両側から上腕筋を縦割して肘関節前方にアプローチできる。前腕を回外して橈骨神経と二頭筋腱の間から橈骨前面に（①），二頭筋腱と上腕動脈の間から尺骨鉤状突起に（②）アプローチできる。

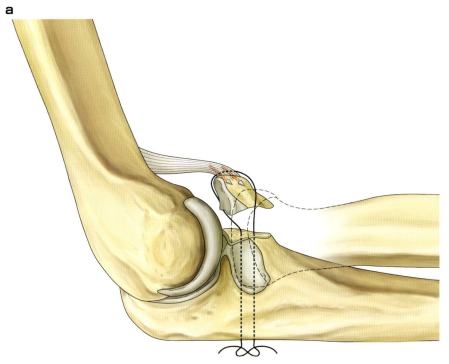
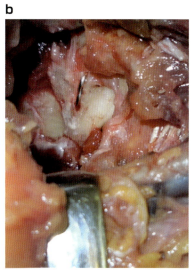
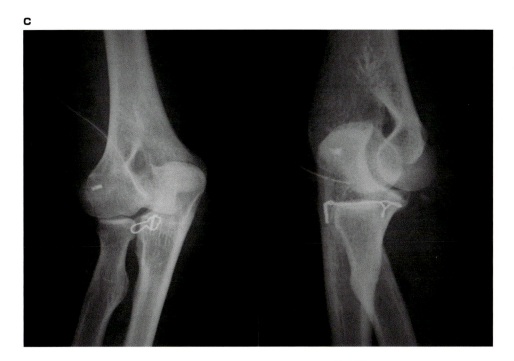

図8 図1（症例1）の手術所見と術後X線像

a, b：Kocherアプローチで橈骨小骨片を切除し剥離したLUCL起始部をアンカーで修復した。
c：前方アプローチで鈎状突起を上腕筋停止部の筋膜ごとwiringし，後方にpull-out（lasso法）した。

Kaplan extensile lateral approach 図5②, 図9

　Kocher lateral approachよりはやや前方，長・短橈側手根伸筋と総指伸筋の間からアプローチする．前腕を回内して後骨間神経を内側へ遠ざけながら伸筋群をよけると，肘関節前方が広く展開でき尺骨鉤状突起も観察できる．この展開では3要素すべてにアプローチできるが，LUCLの修復がやや難しく，AOLなど内側の処置は困難である．

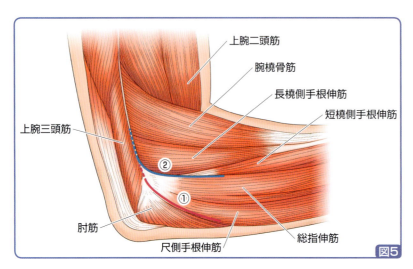

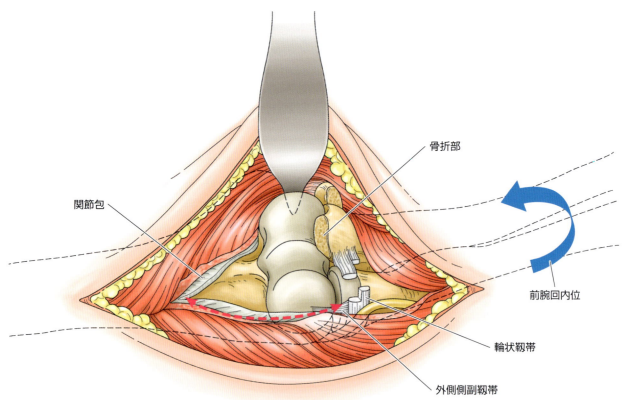

図9 Kaplan extensile lateral approach
前腕を回内すれば鉤状突起まで展開できる．

Medial approach 図10

　内側から尺骨鉤状突起やAOLを観察・修復するのに適したアプローチである。内側前腕皮神経を剥離したうえで，前腕屈筋群を線維方向に割って関節内に入る。円回内筋の後縁または橈側手根屈筋の筋腹を割って入ると，鉤状突起に側面からアプローチできる。AOLの修復にはそのやや背側を割って入る。肘頭骨折の合併や，同時に尺骨神経の剥離を要する場合などには内側アプローチが有用である。

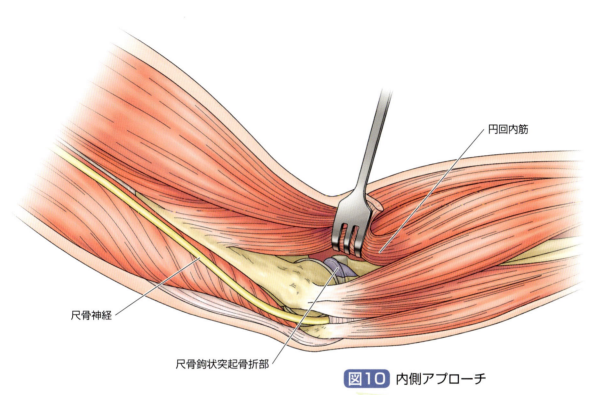

図10 内側アプローチ
円回内筋と橈側手根屈筋の間から尺骨鉤状突起に至る。AOLへのアプローチではもう少し後方で手根屈筋を割って入る。

Posterior approach

　後方から皮下を両側に広く展開すれば内側，外側両側から肘関節内に到達でき，上記のうちanterior approach以外のすべてに対応できる。尺骨神経を同定しておけば神経血管損傷の心配も少なく，本病態には有用なアプローチであるが，皮切が大きくなりがちである。

3 橈骨頭の整復内固定または人工橈骨頭置換

肘関節を徒手整復したうえで，Kocher lateral approach 図5①で橈骨頭骨折とLUCL損傷の状態を確認し，骨折部の接合を行う。骨片が小さければ部分切除する場合もあるが 図8，LUCLの損傷した肘で橈骨頭を全切除してしまうと外側の軟部組織バランスが維持できないため，橈骨頭は極力温存すべきである。著者らは，たとえ後に壊死に至ってもスペーサーとしての橈骨頭があることで，肘関節全体の軟部組織バランスを維持しやすいため可能な限り内固定を行い 図6，図11，図12，どうしても温存が不可能な場合には人工橈骨頭置換術を考慮する 図13 [1,4]。後療法期間中に側副靱帯の修復が得られ，将来二期的に人工橈骨頭置換術や，最悪，橈骨頭切除術をするに至っても機能障害が少ない。

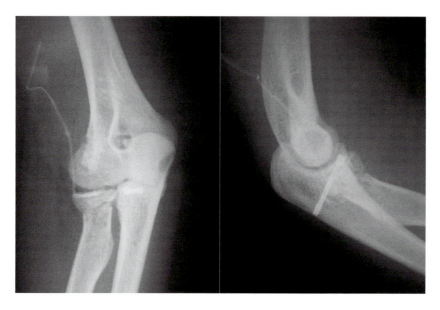

図11 図6（症例2）の術直後X線像

尺骨鉤状突起は前方アプローチにてheadless screwで，橈骨頭はPLLAピンで固定した。

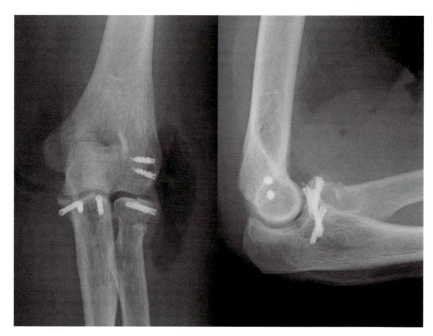

図12 LUCLの修復（症例3）

Kocher approachで輪状靱帯を切開し橈骨頭をheadless screwで内固定し，輪状靱帯を修復したうえでLUCLの起始部をアンカーで上腕骨外側上顆に縫着して修復。前方アプローチで鉤状突起骨折をheadless screwで内固定した。

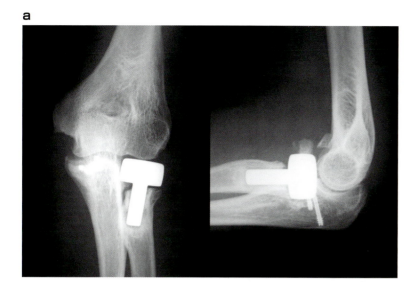

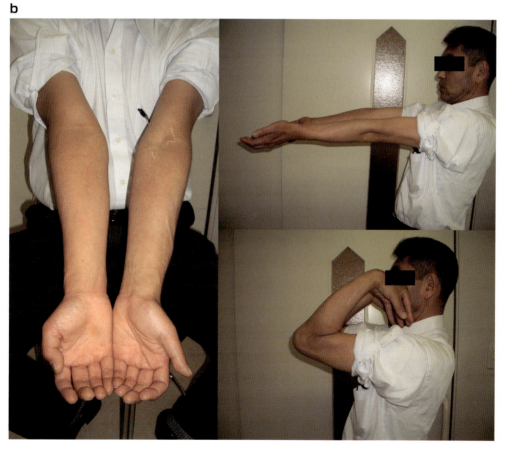

図13 初期治療での人工橈骨頭置換例の術後2年時X線像と可動域（症例4）

a：スクリューで内固定された鉤状突起の骨片が一部割れて転位している。

b：幸い，この間に軟部組織のバランスが得られたことで良好な機能を獲得できた。

4 LUCLの修復

　LUCL損傷の多くは靱帯の近位側が外上顆から剥離しており，アンカーを用いて同部に縫合する 図8，図12。ALも損傷している例や橈骨頭修復の際にALを切離した例には，合わせて縫合・縫縮する。LUCLはALと複合体を形成して肘外側を安定化させている。

5 鉤状突起の整復内固定（上腕筋停止部〜前方関節包を含む）

　鉤状突起骨片が十分大きければ前方からおさえ込んで後方から，小さければ前方からcannulated screwで固定する 図11，図12。鉤状突起骨片の粉砕が高度でスクリュー固定が難しい場合には，前方から鉤状突起やそれに付着する上腕筋筋膜や前方関節包など軟部組織（coronoid brachialis capsular-ligamentous complex；CBCC）をまとめて貫通するように前方から尺骨後方骨皮質に向けて2本のKirschner鋼線（K-wire）で骨孔をあけ，これにソフトワイヤーやモノフィラメント非吸収糸を通して尺骨後面でpull-out固定する 図8。いわゆる"lasso technique"とよばれるものであり，鉤状突起の粉砕例が多いterrible triad injuryでは，CBCC全体を引きつけてpull-out固定するほうが，スクリュー固定よりも偽関節や変形などの合併症が少ないといわれる[6]。

6 必要により，AOLの修復

　外傷性のMCL（AOLを含む）損傷は通常，保存療法で良好に治癒するが，重症脱臼骨折などで屈筋群の起始の損傷を合併していると著明な不安定性を残す。3〜5の操作の後になお強い外反動揺性を残す場合には，AOLの修復を行う。多くは内側上顆からの剥離でありアンカーを用いて修復する。

7 後療法

　一般的に肘関節は3週間以上の外固定を行うと拘縮をきたして，以後の可動域改善が大変難しくなる。初期治療で保存療法が困難と判断されれば，できるだけ早期に手術によって強固な内固定を行い，2週間以内に愛護的可動域訓練を開始する。橈骨頭骨折の内固定力が問題になる場合には，著者らはヒンジブレースを作製して3週目から屈伸運動のみ愛護的に開始させるようにしている。

　それでも不安定性が強く容易に亜脱臼をきたすようなケースでは，後療法は容易ではない。不十分な整復位のままで陳旧化した例の予後はさらに悪くなるので，不安定性が強い場合には創外固定器や腕尺関節を一時的に鋼線固定して整復位を一定期間保持することを優先する[1]。整復位が保持できたなら拘縮解離を二期的に行っても機能改善が期待できる。なおヒンジタイプの創外固定器であれば整復位を保持しながらの可動域訓練が可能であり，手技に熟達すればよい方法である[7]。

肘関節では，脱臼骨折後の猛爆矯正が異所性骨化を招来するため禁忌であることはよく知られているが，慎重にリハビリテーションを行っても，周囲に異所性骨化をきたして拘縮に至るケースも多い．筋肉内に化骨性筋炎が発症して可動域の悪化した例では再手術の時期は慎重にすべきであるが，側副靱帯（特に内側の後斜走線維（posterior oblique ligament；POL）の部分のみの異所性骨化であれば，骨化が成熟した受傷後6カ月程度の時期にPOLの切除を含む観血的授動術を行うことで可動域の改善が期待できる．Terrible triad injuryの治療で重要なのは，第1に良好な整復位を獲得すること（適切なアプローチから的確な病態の把握），第2にその保持ができること（確実な内固定），第3に拘縮をきたさない適切な後療法および拘縮を残した場合の適切な時期の授動術，ということができる．

文献

1) Ring D, Jupiter JB, Zilberfarb J. Posterior dislocation of the elbow with fractures of the radial head and coronoid. J Bne Joint Surg Am 2002；84：547-51.
2) O'Driscoll SW, Bell DF, Morrey BF. Posterolateral rotatory instability of the elbow. J Bone Joint Surg Am. 1991；73：440-6.
3) O'Driscoll SW, Jupiter JB, Cohen MS, et al. Difficult elbow fractures：pearls and pitfalls. Instr Course Lect 2003；52：113-34.
4) Morrey BF. Complex instability of the elbow. Instr Course Lect 1998；47：157-64.
5) Regan W, Morrey BF. Fractures of the coronoid process of the ulna. J Bone Joint Surg Am 1989；71：1348-54.
6) Garrigues GE, Wray WH 3rd, Lindenhovius AL, et al. Fixation of the coronoid process in elbow fracture-dislocations. J Bone Joint Surg Am 2011；93：1873-81.
7) Pennig D, Gausepohl T, Mader K. Transarticular fixation with the capacity for motion in fracture dislocations of the elbow. Injury 2000；31 Suppl 1：35-44.

整形外科サージカルアプローチ

整形外科手術アプローチを究める
――最良の手術は最良のアプローチから

編集
井樋 栄二 東北大学大学院整形外科学分野教授
野原 裕 獨協医科大学副学長
松末 吉隆 滋賀医科大学整形外科学教授

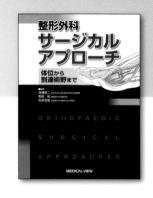

整形外科のあらゆる手術は進入と展開によって進行するが，進入法は部位や手術の術式に左右され，最適なアプローチの選択と解剖学的な知識が必要とされる。本書では，手術書では省略されがちなアプローチにスポットを当て，「皮切」「浅層展開」「深層展開」「到達術野」と大きく4段階に分け，筋膜などの軟部組織の処置も含めて，イラストを中心に詳細に解説。整形外科主要手術の主なアプローチ（進入法～展開まで）を網羅し，鏡視下法の皮切，進入法，助手の視点での操作法，アプローチの注意点，応用技術についても解説した極めて実践的な1冊。

定価（本体16,000円＋税）
B5変型判・560頁・2色刷
イラスト620点，写真280点
ISBN978-4-7583-1039-0

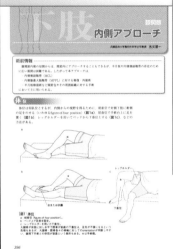

■ 内容見本（22％縮小）

◎ **助手の目** 執刀医を補助する助手がどんな点に気をつけるべきかを解説。

⚠ **トラブルの芽** トラブルの元を事前にチェック！

★ **+1 approach** 応用的な手技についても解説。

目次

上肢
- ◆**肩関節** 上腕骨頭，関節窩への前方アプローチ／後方アプローチ／腱板断裂に対するアプローチ／腕神経叢へのアプローチ／肩鎖関節へのアプローチ／肩甲骨へのアプローチ／肩関節鏡のアプローチ
- ◆**肘関節** 後方アプローチ／内側アプローチ／外側アプローチ／前方アプローチ／肘関節鏡のアプローチ
- ◆**手関節** 掌側アプローチ／背側アプローチ／手関節鏡のアプローチ
- ◆**指関節** 指関節へのアプローチ

脊椎
- ◆**頚椎** 前方アプローチ／後方アプローチ／上位頚椎の開口位アプローチ，側方アプローチ／内視鏡手術のアプローチ
- ◆**胸椎** 前方アプローチ／後方アプローチ／内視鏡手術のアプローチ
- ◆**腰椎・仙椎** 腰椎前方アプローチ／腰椎後方アプローチ／Wiltseアプローチ／仙腸関節へのアプローチ／内視鏡手術（前方）のアプローチ／内視鏡手術（後方）のアプローチ

下肢
- ◆**骨盤** 前方アプローチ（Pfannenstiel approach）／前方アプローチ（腸骨鼠径アプローチ）／側方アプローチ（ミニY展開法）／後方アプローチ（Kocher-Langenbeck）
- ◆**股関節** 前方アプローチ／大転子切離側方アプローチ／側方アプローチ（Hardinge, Dall）／後方アプローチ／股関節鏡のアプローチ／MIS THAのアプローチ／Revision THAのアプローチ
- ◆**膝関節** 前方アプローチ／内側アプローチ／外側アプローチ／後方アプローチ／膝関節鏡のアプローチ／MIS-TKA（Sub-Vastus）のアプローチ／Revision TKAのアプローチ／腓骨近位端へのアプローチ／脛骨内側へのアプローチ／脛骨外側へのアプローチ／横切開によるアプローチ
- ◆**足関節・足** 脛骨遠位端へのアプローチ／腓骨遠位端へのアプローチ／足関節前方アプローチ／足関節内側アプローチ／足関節外側アプローチ／足関節後方アプローチ／後足部へのアプローチ／母趾へのアプローチ／中足骨・足趾へのアプローチ／足底へのアプローチ／足関節鏡のアプローチ

※ご注文，お問い合わせは最寄りの医書取扱店または直接弊社営業部まで。

メジカルビュー社
〒162-0845 東京都新宿区市谷本村町2番30号
TEL.03(5228)2050 FAX.03(5228)2059
E-mail（営業部）eigyo@medicalview.co.jp
http://www.medicalview.co.jp

スマートフォンで書籍の内容紹介や目次がご覧いただけます。

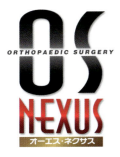

次号予告
2016年10月刊行予定

No.8

スポーツ復帰のための手術
股関節，足関節・足部

編集担当　中村　茂

I 股関節

関節唇損傷・大腿骨頭靱帯断裂に対する鏡視下手術	杉山　肇
大腿骨寛骨臼インピンジメントに対する鏡視下手術	星野裕信
寛骨臼形成不全に対する鏡視下棚形成術	内田宗志
離断性骨軟骨炎に対する鏡視下手術	宇都宮啓
弾発股に対する手術	中山　寛

II 足関節・足部

遺残靱帯を用いた外側靱帯再建術	栃木祐樹
自家腱を用いた外側靱帯再建術	大関　覚
鏡視下靱帯修復術 ArthroBrostrom	松井健太郎
鏡視下靱帯再建術 AntiRoLL	高尾昌人
足関節前方インピンジメント症候群に対する手術	仁木久照
足関節後方インピンジメント症候群に対する手術	吉村一朗
腓骨筋腱脱臼に対する手術 （腓骨筋支帯修復術，骨性制動術，腓骨筋腱溝掘削術）	生駒和也
疲労骨折（第5中足骨骨幹部，内果，舟状骨）に対する手術	杉本和也
距骨骨軟骨損傷に対する鏡視下手術	田中康仁
種子骨障害および足底腱膜炎に対する手術	安井哲郎
アキレス腱障害に対する手術	熊井　司

＊項目は一部変更になる場合がございます．

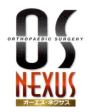

バックナンバーのご案内

No.1 膝・下腿の骨折・外傷の手術
編集 宗田 大／170ページ，2015年1月発行，定価11,880円（8%税込）

I．骨折の手術療法
大腿骨遠位部骨折／膝蓋骨骨折／脛骨顆間隆起骨折／脛骨近位部骨折／腓骨近位端・骨幹部・遠位端骨折／脛骨遠位部骨折

II．骨折・外傷に伴う軟部組織損傷に対する手技
下腿コンパートメント症候群に対する筋膜切開術／局所陰圧閉鎖療法（NPWT）を用いた膝・下腿の外傷治療／膝・下腿の外傷における皮膚移植術（分層・全層植皮術）／膝・下腿の外傷における有茎組織移植術

III．骨折・外傷治療で困ったときに
膝・下腿の骨折・外傷におけるDCO（damage control orthopedics）／膝・下腿の骨折・外傷に頻用する創外固定／膝・下腿の骨折・外傷で起こる骨欠損に対する手術（骨移植，Masquelet法）／膝・下腿の骨折・外傷におけるLIPUSの実際／下腿骨折後遷延癒合・偽関節に対する手術

No.2 頚椎・腰椎の後方除圧術
編集 西良浩一／198ページ，2015年4月発行，定価11,880円（8%税込）

I．除圧術の基本器具
各種ケリソン鉗子，ノミの使用法／エアトームの使用法　顕微鏡下手術用高回転ドリル／低侵襲のための各種開創器の使用法

II．頚椎
片開き式頚椎椎弓形成術（ELAP）／棘突起縦割　頚椎椎弓形成術／頚椎前方椎間孔拡大術／内視鏡下頚椎椎間孔後方拡大術

III．腰椎：ヘルニア
顕微鏡下脊柱管内ヘルニア摘出術　LOVE法／顕微鏡下外側型腰椎椎間板ヘルニアに対する手術　Wiltseのアプローチ／脊柱管内側・外側ヘルニア摘出術　MED法／脊柱管内ヘルニア摘出術　PED法

IV．腰椎：腰部脊柱管狭窄症，すべり症
腰部脊柱管狭窄症の顕微鏡下除圧　1椎間片側進入両側除圧術／腰部脊柱管狭窄症に対する筋肉温存型腰椎椎弓間除圧術　MILD／腰部脊柱管狭窄症に対する棘突起縦割式椎弓切除術／内視鏡下片側進入両側除圧術（MEL）／顕微鏡下分離除圧術／腰部脊柱管狭窄症に対する棘突起間スペーサによる間接的除圧術

No.3 手・手関節の骨折・外傷の手術
編集 岩崎倫政／170ページ，2015年7月発行，定価11,880円（8%税込）

I．手・手関節の外傷
指尖部損傷／切断指再接着／新鮮屈筋腱損傷／ZoneⅡ手指屈筋腱断裂に対する腱移植／新鮮伸筋腱損傷／急性期の神経損傷／手〜前腕部の軟部組織欠損／TFCC損傷／熱傷・電撃傷／Volkmann拘縮

II．手・手関節の骨折
指節骨・中手骨骨折－中手骨骨折（多発例）に対する吸収プレート固定法／手指PIP，DIP関節内骨折／母指CM関節内骨折－Bennett脱臼骨折とRolando骨折／手根骨骨折（舟状骨骨折）／手根骨骨折（有鉤骨骨折）／手根骨脱臼（月状骨脱臼および月状骨周囲脱臼）／橈骨遠位端骨折に対する掌側ロッキングプレート固定法－"標準的"手術手技を中心に

No.4 股関節周囲の骨折・外傷の手術
編集 中村 茂／210ページ，2015年10月発行，定価11,880円（8%税込）

I．手術の前に
股関節周囲骨折の部位別問題点　合併症発生症例から

II．大腿骨側
大腿骨頚部骨折に対する骨接合術／大腿骨頚部骨折・人工骨頭に対する進入法の使い分け／大腿骨転子部骨折に対する内固定術：髄内釘／大腿骨転子部骨折に対する手術：sliding hip screw（SHS）／大腿骨転子部骨折の困難な症例に対する骨接合術：髄内釘／大腿骨転子部骨折に対する一期的人工骨頭置換術　大転子プレート一体型calcar replacement stemによる再建／大腿骨頭骨折に対するtrochanteric flip osteotomy

III．骨盤側
骨盤輪骨折に対する創外固定術／骨盤輪骨折に対する内固定術：スクリュー固定法／臼蓋後壁骨折に対するKocher-Langenbeckアプローチとtrochanteric flip osteotomy／寛骨臼骨折に対する前方アプローチ

IV．人工関節
人工股関節周囲骨折に対する骨接合術，再置換術／内固定術後の後遺障害に対する人工股関節全置換術（THA）

No.5 スポーツ復帰のための手術　膝
編集　宗田　大／196ページ，2016年1月発行，定価11,880円（8%税込）

I. 前十字靱帯（ACL）
遺残組織を温存した解剖学的二束前十字靱帯再建術／遺残組織背面からのアプローチによるACL再建術／遺残組織を温存したACL再建術／膝蓋腱を用いた解剖学的前十字靱帯再建術／脛骨骨切り術を併用したACL再建術

II. 半月板
内側・外側半月板に対する損傷形態別手術／円板状半月板に対する形成・縫合術／逸脱外側半月板に対する鏡視下centralization法

III. 複合靱帯
後十字靱帯再建術を併用した内側・後内側構成体再建術／後十字靱帯再建を併用した外側側副靱帯・後外側支持機構の同時手術

IV. 膝蓋骨
MPFL再建術を中心とした膝蓋骨不安定症（膝蓋骨脱臼・亜脱臼）の手術／脛骨粗面移行術による膝蓋骨不安定症の治療

V. 軟骨
軟骨欠損や関節症に対する関節面再建術／培養軟骨移植による軟骨修復

VI. 膝痛
膝関節痛の関節鏡視下手術

No.6 脊椎固定術　これが基本テクニック
編集　西良浩一／198ページ，2016年4月発行，定価11,880円（8%税込）

I. 固定術に欠かせない基本テクニック
頚椎椎弓根スクリューの挿入法／胸椎・腰椎椎弓根スクリューの挿入法／Subparsネスプロンテーピング法－腰椎変性側弯症手術（矯正固定術）において／フックの掛け方，選び方／移植骨母床作製（後側方，椎体間）と各種人工骨の特徴

II. 頚椎固定術の基本テクニック
C1-C2固定術－Magerl法／C1-C2固定術－Goel法／C1-C2固定術－クロッシング・C2ラミナスクリュー／C3-C6頚椎外側塊スクリュー－Roy Camille法／C3-C6固定術－Magerl法／頚椎椎体亜全摘－前方除圧固定術

III. 腰椎固定術の基本テクニック
TLIF（経椎間孔的腰椎椎体間固定術）／腰椎変性疾患に対するPLIF／Mini-open TLIF／CBT（cortical bone trajectory）の基礎／PPS（percutaneous pedicle screw，経皮的椎弓根スクリュー）の基礎／腰椎前方固定術－前側方アプローチ（腹膜外路）／腰椎前方固定術－前方アプローチ（経腹膜法）

■年間購読お申し込み・バックナンバー購入方法
・年間購読およびバックナンバー申し込みの際は，最寄りの医書店または小社営業部へご注文ください。
・小社ホームページまたは本誌付属の綴じ込みハガキでもご注文いただけます。
　ホームページでは，本誌に紹介されていないバックナンバーの目次の詳細・サンプルページもご覧いただけます。

【お問い合わせ先／ホームページ】
株式会社メジカルビュー社　〒162-0845 東京都新宿区市谷本村町2-30　Tel：03（5228）2050
E-mail：eigyo@medicalview.co.jp（営業部）URL：http://www.medicalview.co.jp

OS NEXUS No.7
肩・肘の骨折・外傷の手術

2016 年 8 月 10 日　第 1 版第 1 刷発行

■編集委員	宗田　大・中村　茂・岩崎倫政・西良浩一 <small>むねた　たけし　なかむら　しげる　いわさきのりまさ　さいりょうこういち</small>
■担当 　編集委員	岩崎倫政　いわさきのりまさ
■発行者	鳥羽清治
■発行所	株式会社メジカルビュー社 〒162-0845 東京都新宿区市谷本村町 2-30 電話　03(5228)2050(代表) ホームページ http://www.medicalview.co.jp/ 営業部　FAX 03(5228)2059 　　　　E-mail　eigyo@medicalview.co.jp 編集部　FAX 03(5228)2062 　　　　E-mail　ed@medicalview.co.jp
■印刷所	シナノ印刷株式会社

ISBN978-4-7583-1386-5 C3347

©MEDICAL VIEW, 2016. Printed in Japan

・本書に掲載された著作物の複写・複製・転載・翻訳・データベースへの取り込みおよび送信（送信可能化権を含む）・上映・譲渡に関する許諾権は，(株)メジカルビュー社が保有しています．

・ JCOPY 〈(社)出版者著作権管理機構 委託出版物〉
本書の無断複写は著作権法上での例外を除き禁じられています．複写される場合は，そのつど事前に，(社)出版者著作権管理機構（電話 03-3513-6969，FAX 03-3513-6979，e-mail：info@jcopy.or.jp）の許諾を得てください．

・本書をコピー，スキャン，デジタルデータ化するなどの複製を無許諾で行う行為は，著作権法上での限られた例外（「私的使用のための複製」など）を除き禁じられています．大学，病院，企業などにおいて，研究活動，診察を含む業務上使用する目的で上記の行為を行うことは私的使用には該当せず違法です．また私的使用のためであっても，代行業者等の第三者に依頼して上記の行為を行うことは違法となります．